健康医疗馆 ONE

新版 针灸·拔罐·刮痧·按摩

治病妙法

膳书堂文化◎编

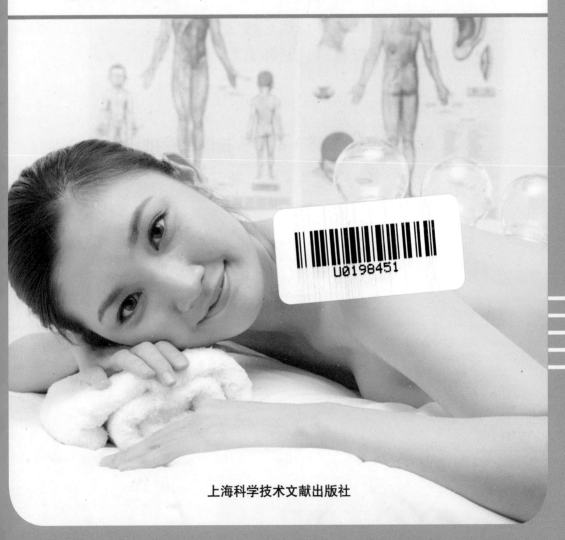

上海科学技术文献出版社

图书在版编目（CIP）数据

新版针灸·拔罐·刮痧·按摩治病妙法／膳书堂文
化编 . —上海：上海科学技术文献出版社，2017
（健康医疗馆）
ISBN 978-7-5439-7451-7

Ⅰ.①新… Ⅱ.①膳… Ⅲ.①针灸疗法②拔罐疗法
③刮搓疗法④按摩疗法（中医） Ⅳ.① R24

中国版本图书馆 CIP 数据核字（2017）第 125986 号

责任编辑：张　树　李　莺
助理编辑：杨怡君

新版针灸·拔罐·刮痧·按摩治病妙法

膳书堂文化　编

*

上海科学技术文献出版社出版发行
（上海市长乐路 746 号 邮政编码 200040）
全 国 新 华 书 店 经 销
四川省南方印务有限公司印刷

*

开本 700×1000　　1/16　　印张 9　　字数 180 000
2017 年 7 月第 1 版　　2017 年 7 月第 1 次印刷
ISBN 978-7-5439-7451-7
定价：29.80 元
http://www.sstlp.com

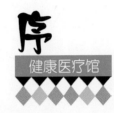
　　针灸、按摩、拔罐和刮痧是我国传统医学中的宝贵遗产，对人体的保健、理疗具有十分明显的作用。千百年来，无论历朝历代的医学如何发展变化，它们都能保持着稳固的地位并得到广泛流传。

　　针灸疗法是以经络为基础，利用毫针促进经络中的气血运行，对机体行"泄实补虚"之能，从而达到阴阳平衡。这种疗法可以在疾病未出现的时候发现疾病，符合当今"早发现，早治疗"的医疗理念。

　　按摩疗法是以中医的脏腑、经络学说为理论基础，并结合西医的解剖和病理诊断，用推拿等手法作用于人体特定部位，以达到理疗目的的方法。早在先秦时期，距今已有两千多年历史，是中国最古老的一种医疗方法。

　　拔罐疗法也是以经络理论为依据，然后通过拔罐对皮肤、毛孔、经络、穴位的吸拔作用，通畅经络，调整气血，从而达到祛病保健的目的。拔罐疗法早在西汉时期的帛书《五十二病方》中就有记载，并且在国外古希腊、古罗马时代也曾比较盛行。

　　刮痧疗法同样以经络学说为理论基础，运用玉石片或是水牛角片等光滑物品用力刮拭身体，以促进局部血液循环，达到排毒通络、活血化瘀的作用。刮痧疗法在疾病未起或初起时，可以帮助身体排出毒素，实现防病治病的功效。而在疾病比较严重时，刮痧则可以促进病邪排出，起到辅助的治疗作用。

　　综上所述，无论是针灸、按摩、

拔罐，还是刮痧疗法，都属于自然医疗保健方法，对身体很有益处。然而，现代人对于这些疗法大多只知其一不知其二，所以本书集中讲解了针灸、按摩、拔罐、刮痧的医学理论，同时收录了大量简单、实用又有效的防病治病方法，让更多的人认识能内病外治的针灸法，知晓能舒活筋骨的按摩法，了解能驱除寒邪的拔罐法，掌握能找出疾病的刮痧术，学会自我诊断和保健，同时也为家人的健康提供一份保障。

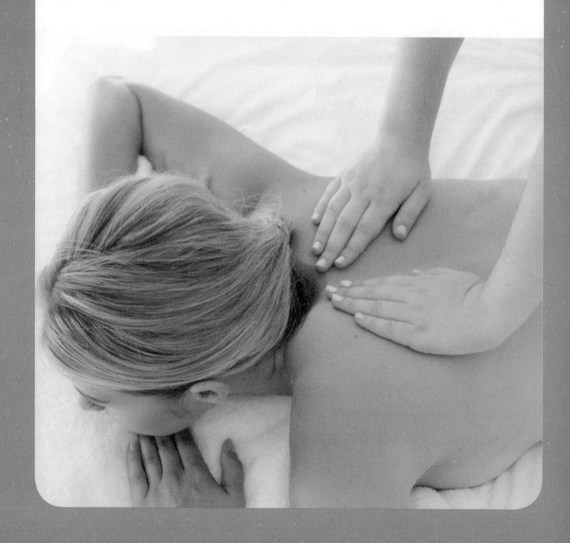

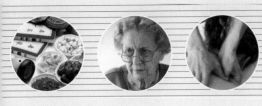

目 录
Contents

上篇　中医传统疗法　　　　1

　　针灸、按摩、拔罐、刮痧等医疗方法从古代走入现代，期间经历了数千年的经验总结，最终发展成为人们防病健身的重要手段。但是，针灸、拔罐、刮痧并非人们想象的那么简单，因为人体的穴位有上百个，针灸、拔罐、刮痧的方法也有近百种，只要二者有一个没有把握到位，治疗效果就会大打折扣或带来严重的负面影响。所以，充分认识这些传统方法的基本知识，是疾病治疗的前提。

Part2 下篇　家庭百病自诊自疗　51

　　通常来说，有病应去医院治疗。然而，在日常生活中，应该懂得一些家庭疗法，比如针灸治疗、拔罐治疗等。这些传统疗法虽然古老，但对一些常见病有奇效，同时也是日常保健的方式。本章针对各类病症，分别给出了相应的治疗方法，天长日久，每个患者都能成为自己的医生。

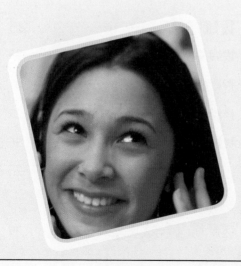

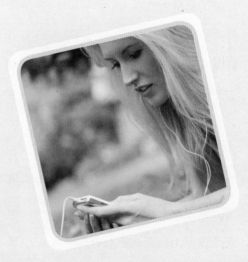

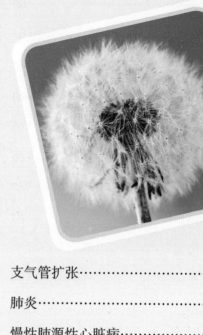

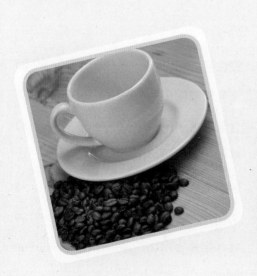

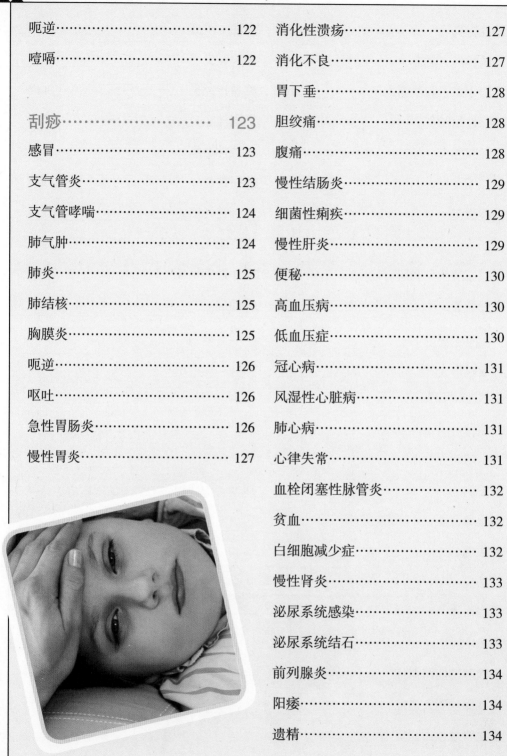

Part 1 上篇　中医传统疗法

　　针灸、按摩、拔罐、刮痧等医疗方法从古代走入现代，期间经历了数千年的经验总结，最终发展成为人们防病健身的重要手段。但是，针灸、拔罐、刮痧并非人们想象的那么简单，因为人体的穴位有上百个，针灸、拔罐、刮痧的方法也有近百种，只要二者有一个没有把握到位，治疗效果就会大打折扣或带来严重的负面影响。所以，充分认识这些传统方法的基本知识，是疾病治疗的前提。

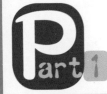
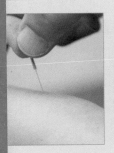
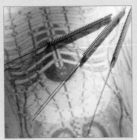
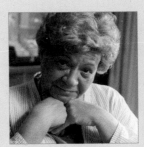
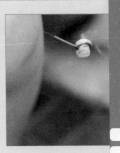
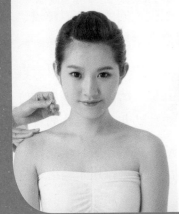

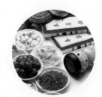

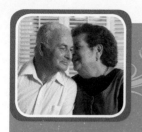

针灸疗法

当人体的经脉中产生堵塞，人就会生病。这时，运用针刺打通经脉，可恢复脉络循环，去除病患。

针灸的治病机理

针灸是祖国传统医学的组成部分之一，是我国医学古老而又独特的一种医疗方法，它和其他疗法一样，也是在中医学基本理论指导下，依据脏腑、经络、阴阳五行等进行辨证论治的。针灸是针法和灸法的总称。针法是把针具（通常指毫针）按照一定的角度刺入患者体内，运用捻转与提插等针刺手法来对人体特定部位进行刺激从而达到治疗疾病的目的。灸法是利用艾或某种易燃材料和某种药物，在穴位上烧灼、

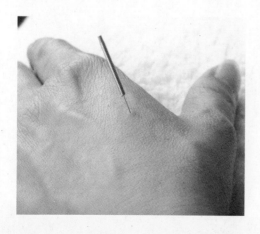

熏熨和热敷，使其产生温热性或化学性刺激，通过经络穴位的作用而达到治病的目的。

灸法有以下特点：一是应用范围广泛，能治多种病症。灸法可单纯使用，也可与针刺或药物配合应用，因此，其治病范围非常广泛。它既能治疗很多慢性疾病，也可治疗一些急性病症。二是操作方法多种多样，有利于提高疗效。在临床治疗中，可供选择的余地较多，若一法治疗无效，则可选用别的方法，按辨证施灸的原则，有利于提高治疗效果。三是有特殊功效，可补针药之不足。四是副作用少，老幼皆宜。根据不同的病情、体质、性别、年龄等，选用不同的灸法。除病情需要，进行瘢灸、发泡灸有一定的痛苦外，其他灸法都容易被患者所接受，特别对婴幼儿和年老体弱者有很好的疗效。五是穴药结合，有广阔的发展前途。在艾火作用于经络穴位上的着肤灸、悬起灸和实按灸的基础

上，越来越多的隔物灸和敷灸把穴位刺激作用和药物化学作用结合起来。因此，灸法的研究使用有着广阔的发展前景。

另外，针刺有调和阴阳、扶正祛邪、疏通经络三大作用。

调和阴阳

中医认为，人体在正常情况下，保持着阴阳相对平衡的状态，如果因某种或多种因素使人体的阴阳平衡遭到破坏，就会产生多种疾病。针刺治病的关键在于根据不同病变的症候来调节机体的阴阳，使阴阳重新恢复平衡。

扶正祛邪

扶正，就是增强机体抗病能力；祛邪，就是祛除导致疾病的因素。疾病发生、发展的过程，也就是正气与邪气相互斗争的过程。疾病是人体抗病能力处于相对劣势，致病因素处于相对优势而造成的。生病以后，机体仍然会不断产生相应的抗病能力来与致病因素作斗争。如果正气战胜邪气，那么邪气就消退，疾病痊愈。如果正气不能战胜邪气，邪气就进一步深化导致疾病恶化。因此，扶正祛邪也就成了保证疾病趋向好转的基本条件。

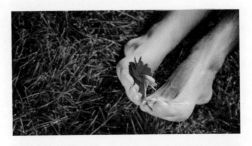

针刺治病防病，就是在于发挥它扶正祛邪的效果。

疏通经络

人体的经络将内部的脏腑同外部的各种组织、器官，联系成为一个有机的整体，使人体各部的功能保持相对的协调和平衡。疾病的发生、发展，与经络和脏腑也是密切联系的。针刺治病，就是根据经络与脏腑在生理病理上相互联系、相互影响的道理，在有关俞穴部位上进行针刺，以达到疏通经络，治疗疾病的效果。

针灸的施治器具

施灸器具，即专门用于灸法的器具，简称灸器。采用灸器施灸古已有之，最早的灸器是利用某种器物来代替的，如晋代葛洪记载的瓦甑，唐代孙思邈记载的苇管等。到了清代，已制作出专门的灸器，如灸板、灸盏等。

目前针刺多采用不锈钢毫针，购买时要选用有较高强度和韧性，针体挺直滑利的毫针。

使用灸器施灸，能给患者较长时间温热舒适的刺激，与艾炷灸、艾条灸等法相比，有节省人力的优点。近代应用的灸器，大多是基于此点而研制的，如温灸筒、温灸盒、灸疗架等。近年来，福建省有关单位研制的温灸药包又有进步。这种灸器，施灸时无烟或微烟，还可针对症主次不同选择相应的药棒，使用也更加方便，有一定的发展前景。还有，利用现代科学技术研制的电热灸器、激光温灸仪、微波针灸仪等，也将会对灸法的运用带来根本性变革。

另外，应根据性别、年龄、体形、体质和所到俞穴的具体部位等不同情况，选择长短、粗细适宜的针具。一般来说，头面部皮薄肉少的地方，应选较短较细的毫针（如 0.5 寸长，30 ~ 32 号针），而皮厚肉多的躯干、四肢部俞穴，则应选较长较粗的毫针（如 1.5 ~ 2.0 寸长，28 ~ 30 号针）。

针刺的运针方法

选择体位

针刺前必须选择好适当的体位，以既有利于俞穴的正确定位，又便于

针刺施术操作和较长时间留针而不致疲劳为原则。

消毒

针刺前必须做好消毒工作，其中包括针具消毒、俞穴部皮肤的消毒和施术手指消毒。毫针的消毒可在 75% 的酒精内浸泡 30 ~ 60 分钟，有条件者可采用高压蒸汽灭菌法。施术者的手，先用肥皂水洗刷干净，再用酒精棉球涂擦，然后才能持针操作。俞穴部皮肤上用 75% 酒精棉球擦拭，应从中心点向外绕圈擦拭。

常用进针法

进针方法有多种，这里介绍最常用、最易掌握的两种方法。

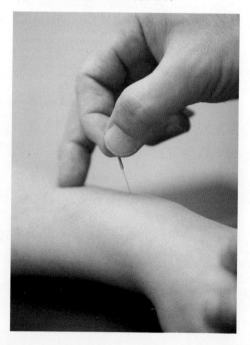

1.单手进针法：用右手的拇指和食指拿针，中指端紧靠穴位，指腹抵住针身下段，当拇指食指向下用力按压时，中指随即屈曲，将针刺入皮下，此法多用于较短的毫针。

2.双手夹持进针法：用左手拇指食指捏住针身下段，露出针尖，右手拇指食指夹持针柄，将针头对准穴位，在接近皮肤时，双手配合，迅速把针刺入皮下。此法多用于较长的毫针。

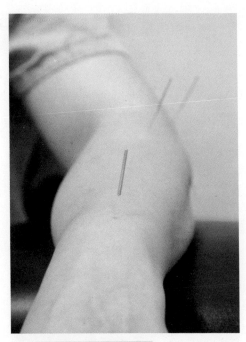

针刺的角度、方向和深度

针刺角度是指针身和皮肤所成的夹角，针刺的方向指针身刺入时应对准的某一方向或部位而言。针刺的深度则是说明针身进入皮肤的深浅。进针后，要考虑角度、方向和深度，只有把它们结合起来，才能充分发挥治疗效果，并保证针刺安全。

针刺的角度一般分三种。

1.直刺：针身与皮肤呈90°垂直刺入，适用于肌肉丰厚部的穴位。

2.斜刺：针身与皮肤约呈45°倾斜刺入，适用于不能深刺或不宜深刺的俞穴。

3.平刺：针身与皮肤呈15°～20°沿皮刺入，适用于皮肉浅薄处。

不同的穴位对针刺角度、方向、深度要求不尽相同。

行针基本手法

进针后再施行一定的手法，称为行针。行针的基本手法有以下两种。

1.提插法：针尖进入一定深度后，将针从浅层插到深层，再由深层提到浅层，这样反复地提插的手法叫做提插法。提插幅度一般不宜过大，速度不宜过快。

2.捻转法：针尖进入一定深度后，进行前后、左右的行针动作，即将针向前向后来回旋转捻动，反复多次，这种行针手法称为捻转法。捻转的幅度一般掌握在180°～360°之间。另外，必须注意捻转时不能单方向转动，否则针身容易牵缠肌纤维，使受术者局部疼痛，并造成出针困难。

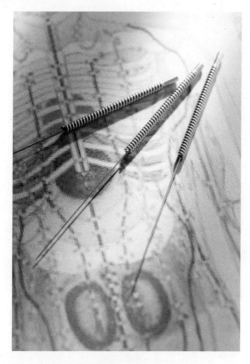

针刺的感应

进针后施以一定的行针手法，使针刺部位产生经气的感应，这种针下的感应叫做"得气"，现代称为"针感"。产生针感时，针下有沉重紧涩的感觉，在针刺部位有酸、胀、重、麻感，有时还出现不同程度的感传现象。针刺不同穴位，往往出现不同的感应。例如，头额部穴位以局部胀感为多，肌肉丰厚处的穴位比较容易出现酸感。即使在同一穴位上，由于针刺方向、角度和深度的不同也会出现不同的针感。针刺感应与防治疾病的效果有很大的关系，因此，要细心体会，切实掌握。

出针法

在施行针刺手法或留针后，达到了一定的治疗要求，便可以出针。出针是毫针刺法操作过程中的最后一道程序。出针时先以左手拇食两指用消毒干棉球按于针孔周围，右手持针作轻微捻转并慢慢提至皮下，然后退出。出针后须用消毒干棉球压迫针孔片刻，以防出血。

针刺疗法

毫针刺法

毫针刺法主要是以毫针为针具的针刺方法，是古代九针之一，也是临床上最为常用的疗法之一，所以自古以来把它列作刺法的主体。历代针灸文献所讲的刺法，多指毫针的临床应用而言，毫针因如毫毛，适于刺入各经的俞穴，可以静候其气，而徐缓地运用手法。又因针身毫细，适宜持久留针，正气得以充实，正气和邪气都会受到针刺的影响。出针后，不仅可以散其邪气，还有扶养正气的作用。主治寒热痹痛，邪在络脉的疾病，若患痹痛久不愈者，或属于寒邪之类的症状可用毫针，这种针可用来补益精气。

● 芒针刺法

芒针刺法，是用一种特制的长针（极细而富有弹性的不锈钢丝制成，因形状细长如麦芒，故称之为芒针），采用特定进针和运针手法，用来预防和治疗疾病的一种方法。

由于芒针的针体长，进针深，能治疗多种疾病，疗效较好，深受患者的欢迎。在临床上有许多病种，芒针只需用一两个主攻穴位即可解决，如坐骨神经痛取环跳，哮喘取天突等。此外，芒针疗法在配穴上，尚有很多特点，如"三脘配穴法""上下配穴法"等一系列的配穴法，非常灵活，并非头痛医头，脚痛医脚。总之，芒针疗法是通过局部刺激穴位及经络传导，反射地调节植物神经系统及大脑皮层的功能，而达到增加机体抗病能

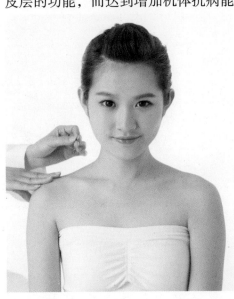

力治愈疾病的目的。

● 粗针刺法

粗针又称巨针，粗针疗法是依经络、神经走行及其分布规律选取刺激部位，用粗针针刺达到治疗疾病目的的一种方法。它是由古代九针中的长针和大针结合而成的一种针。

● 火针刺法

火针疗法是用特制的不锈钢针，用火烧红针尖迅速刺入穴内，给人以一定的刺激来达到温经散寒、活血化淤、软坚散结、清热解毒、升阳举陷、扶正祛邪以防治疾病的一种疗法。

● 三棱针刺法

三棱针疗法是以三棱针为点刺放血的针具，用它来刺破患者身体上的一定穴位或表浅血络，放出少量的血液来治疗疾病的方法。又称放血或刺络疗法。

大量的临床实践证明，刺血具有开窍泄热、宣通经脉、调和营卫、消肿止痛等作用。因此，刺血在针灸治疗过程中常作为必要施术而治愈疾病。

● 蜂针刺法

蜂针刺法是蜂蜇治疗与传统针

灸相结合的一种新的治疗方法。蜂毒具有高度的生物学及药理学活性，能直接对细胞膜起溶解作用，使蜂毒中的抗菌、抗炎、抗凝血、抗高脂及抗辐射成分迅速进至体内。蜂针刺激经穴后，引起皮下血管的反射而收缩，随即收缩的血管再次扩张导致皮肤充血，从而提高针刺部位的血液循环，加速局部组织的新陈代谢。蜂毒中的多肽类物质对皮肤末梢神经有刺激作用，通过中枢神经传递到交感神经，进而刺激脑垂体使肾上腺素的分泌增加，有利于植物神经调整趋于正常。蜂毒还可刺激人体免疫系统，增强人体免疫机能，提高抗病能力。

针灸注意事项

◆ 针刺注意事项

1. 体质虚弱或初次接受针刺者，要尽可能采取卧位，以防止晕针。疲劳、空腹等情况下，不宜进行针刺。

2. 针刺胸背部俞穴不宜过深，严防发生创伤性事故。对接近重要脏器和大血管的俞穴，尤应严格掌握针刺的角度和深度。

3. 孕妇的下腹部、腰骶部俞穴，以及三阴交、合谷等穴不宜针刺。对

习惯性流产的孕妇，则最好不要针刺。

4. 有皮肤感染、溃疡、瘢痕或肿瘤的局部，不宜针刺。

5. 对有出血倾向的疾病，如血友病病人，则禁止针刺。

6. 针刺过程中，万一出现异常情况，要及时妥善处理。常见的异常情况有以下几种。

（1）滞针：针刺进皮后，有时遇到捻转、提插发生困难，甚至不能将针退出者，称为"滞针"。大多因受术者紧张而引起肌肉痉挛，或捻转幅度太大以致肌纤维缠绕针身所致。对精神紧张者应解除其顾虑，放松肌肉，或在附近按摩。若因肌纤维缠绕针身，可反向捻转，待针松动后出针。

（2）弯针：进针时指力不匀，

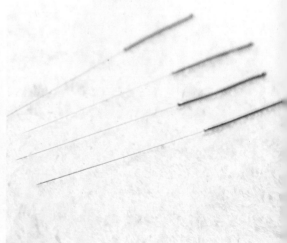

用力过猛，或进针后因强烈针感使针刺部位的肌肉急剧收缩，或留针时变动体位，均可使针身弯曲。遇到弯针，宜将针顺势拔出。如因体位变动所造成，应先恢复原来体位，然后出针。

（3）断针：多因针身锈损剥蚀，或捻转手法太强，或滞针、弯针后处理不当，致使针身折断，残断留在体内。此时要沉着、冷静，用左手固定穴位周围皮肤，不要移动体位，如断端露于皮外的，可用手或镊子拔出，如断针深不可见，应手术取出。

（4）晕针：晕针往往由于精神过于紧张，或体质虚弱，疲劳、空腹，或针刺手法过强等原因引起，大多发生于初次接受针刺者。其表现为头晕眼花、面色苍白、心慌气短、多汗肢冷等。出现晕针现象时，应立即全部出针，平卧，放低头部，喝少量凉开水，休息片刻即可恢复。

（5）血肿：有时皮内出血，当时应予冷敷，促使止血，数小时后可作热敷，促使吸收。

（6）刺伤：重要脏器针刺过程中或留针时出现心跳增快、气闷、紫绀等症状，大多是由于刺伤心、肺、肾、髓等重要脏器而引起，应立即送医院抢救。

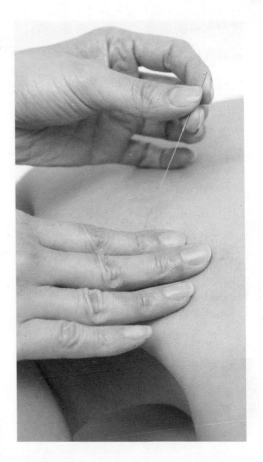

灸灼疗法

灸，是灼烧的意思。灸法，是用艾绒或其他药物放在体表的穴位上烧灼、温熨，借灸火的温和热力以及药物的作用，通过经络的传导，起到温通气血，扶正祛邪，达到治病和保健目的的一种外治方法。

艾灸后人体会产生一种温和的灼热感觉，这种温热刺激，不仅能使皮肤充血，改善局部血液循环，而且通

9

过对穴位的刺激，可起到温通经络，畅流气血，调和脏腑的作用。

之所以用艾来施行熏灸，首先是因为艾药性温热，具有温通经络，祛散寒邪的功能。再者，艾的气味芳香，能开毛窍、透达肌肤，用它来熏灸，有较强的温经散寒、通络活血的功效作用。此外，艾易于燃烧，热力均匀，又不容易落下火星，是比较理想的熏灸原料。

艾炷灸法

施灸时所燃烧的用艾绒制成的圆锥形体称为艾炷。分大、中、小三种。大者高 1 厘米，炷底直径 0.8 厘米，重约 0.1 克；中者为大炷之半，

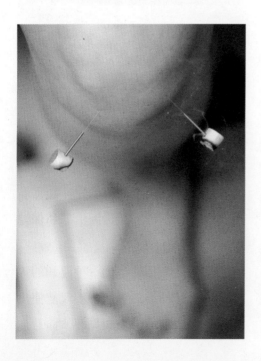

如枣核大；小者如麦粒。燃烧一炷即为一壮。临床应用炷的大小，壮的多少，随病症、施灸部位不同而异，少者 1 ～ 3 壮，多者可达数百壮。一般阳寒虚弱之症宜多灸，体壮者宜少灸；肌肉丰满深厚处宜大炷，浅薄之处宜小炷。

艾炷法可分为直接灸和间接灸两类。

1. 直接灸：又称着肤灸、明灸。是把艾炷直接放在皮肤上面施灸的一种方法，为防止艾炷倾倒，可事先在皮肤上涂一点蒜汁、粥汤、清水或酒精。直接灸法又分为瘢痕灸、无瘢灸、骑竹马灸法、三角灸四种。

2. 间接灸：又称隔物灸、间隔灸。即利用其他药物将艾炷和穴道隔开施灸的一种方法。这样既可避免灸伤皮肤而致化脓，也可以借间隔物的药力和艾的特性发挥协调作用，从而取得更大的治疗效果。该法种类很多，被广泛应用于内、外、妇、儿、皮肤、五官等科疾病的治疗中，有着较好的疗效。

3. 禁忌证：因施灸时疼痛较剧，灸后化脓并留有瘢痕，故对一般体质衰弱者及老年人、小儿应慎用；对急性热病、长期消耗性疾病的重症患者，如吐血过多的肺痨症和内脏实质

病症，均不能施瘢痕灸治疗。此外，如眼、心肝附近及睾丸、阴部均列为禁灸区。醉酒之后、大劳、大饥、大饱之时暂不宜施灸，雾、雪、雷、雨之日也不宜施灸，急症例外。

◆ 艾卷灸法

又称艾条灸法。是用纸包裹艾绒（或加药物）卷成圆筒形的艾卷，一端燃烧，在穴位或患处施灸的一种治疗方法。在艾绒内加进药物，再用纸卷成条状施灸，名为"雷火神针"或"太乙神针"。由于该法操作简便，疗效良好，无痛苦及副作用，广为患者所接受，所以一直被临床广泛采用，随着临床应用研究的不断发展，现本灸法已演变为纯艾条灸法、药物艾条灸法、隔药灸法和无烟艾条灸法四种。

1. 纯艾条灸法：即用纯艾绒制成艾条而施灸的一种方法。依其操作方法、应用范围的不同又分为温和灸、回旋灸、雀啄灸三种。①温和灸：将灸条的一端点燃，对准施灸部位，约距0.5寸左右进行熏烤，使局部有温度热感而无灼痛，一般每处灸3～5分钟，至皮肤稍起红晕为度。对于昏厥、局部知觉减弱的患者和小儿，医者可将食指和中指置于施灸部位两侧，以通过医生手指的知觉来测患者

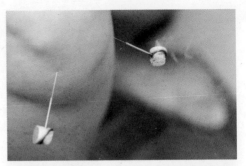

局部受热程度，而随时调节施灸距离，掌握施灸时间，防止烫伤。本法适用于灸疗各种病症。②回旋灸：又称熨热灸法。将点燃的艾卷接近灸的部位平行往复回旋熏灸（距皮肤约3厘米）。一般可灸20～30分钟。适用于风湿痹痛、神经性麻痹及广泛性皮肤病等。③雀啄灸：艾条燃着的一端，与施灸部位并不固定在一定的距离，而是像鸟雀啄食一样，一上一下移动，一般灸5分钟左右。多用于治疗小儿疾病或急救晕厥等。此法热感较强，注意防止烧伤皮肤。

2. 药物艾条灸法：即用药物艾条点燃后，垫上纸或布，趁热按到穴位上，使热传导透达深部的一种灸疗方法。常用以下几种。

（1）雷火神针。又称雷火针，本属于灸法，为何称为"针"，是因为它的操作方式，很像针法实按在穴位上的缘故。操作方法如下：将所选药物研成细末，和匀。以桑皮纸1张，宽约30厘米见方，摊平，先取艾绒

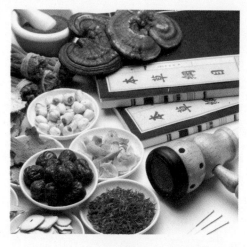

24 克，均匀摊在纸上，次取药末 6 克，均匀掺在艾绒里，然后卷紧如爆竹状，外用鸡蛋清涂抹，再糊上桑皮纸一层，两头留空纸 3 厘米许，捻紧即成药物艾条。施灸时先选穴定位，将艾条点燃一端。另一种方法是在所灸的穴位上，覆盖 10 层棉纸或 5～7 层棉面，再将艾火隔着纸或面紧紧按在穴位上，留按 1～2 秒即可，若艾火熄灭，可重新点燃另一端，以七层绵纸包裹，紧按在穴位上，如觉得太烫，可将艾条略微提起，待热减再灸。如火熄、冷却，则重新点燃灸之。每穴可按 5～7 次。适应于：风寒湿痹、痿证、腹痛、泄泻、闪挫肿痛等。

常用药物艾条处方：艾绒 60 克，乳香 9 克，沉香 9 克，木香 9 克，羌活 9 克，茵陈 9 克，干姜 9 克，麝香少许。

（2）太乙神针。又称"太乙针"，与雷火针无实质区别，是雷火针的进一步发展。其艾条制法，操作方法与"雷火针"相同。

（3）神灯照灸法。药物组成：将雄黄 6 克，朱砂 6 克，血竭 6 克，没药 6 克，麝香 1.5 克，研细为末。每次取药 1 克，桑皮纸裹之。做成条状，长约 20 厘米，以麻油浸透备用。用时点燃，使其距患部 3 厘米许，徐徐烘之，以皮肤烘热为度。适用于外科疮疡，有消肿、溃坚、止痛的作用。

（4）百发神针。药物组成：乳香、没药、生川附子、血竭、川乌、草乌、檀得末、大贝母、麝香各 9 克，母丁香 49 粒，艾绒 30 克，其艾条制法、操作方法与"雷火针"相同。临床上主要用于偏正头痛、漏肩风、鹤膝风、半身不遂、痞块、腰痛、疝气、痛疽等症。

（5）消癖神火针。药物组成：蜈蚣 1 条，五灵脂、雄黄、乳香、没药、阿魏、三棱、木鳖、文术、甘草、皮硝各 3 克，闹羊花、硫黄、穿山甲、牙皂各 6 克，麝香 9 克，甘遂 1.5 克，艾绒 60 克。药条制法、操作方法与"雷火针"相同。主治偏食消瘦、积聚痞块等。

3. 隔药灸法：又称间接灸法。是在穴位上覆盖某些药物后再以艾条施灸的一种方法。随隔物的不同，适应证也因之而异。临床上常用的有如下两种：

（1）隔核桃壳灸。将核桃劈为两半去仁，于壳上钻小孔若干，内装干鸡粪，扣患处。用艾条灸之。有解毒消肿作用，主治各种肿毒。

（2）隔蟾酥皮灸。取略大于病灶的蟾皮一块，将其内面平铺于疖肿上，然后持点燃的艾条，置蟾皮上方适当的距离进行熏灸。至病灶区出现温热感为度。每日灸1次，每次约30～60分钟。此法治疗疖肿，有较好疗效。

4.无烟灸法：无烟灸是现代人经改进研制出的新处方，其疗效不仅比有烟灸法好而且又具有环保卫生的优点，现已逐步推广开来。常用的无烟艾条处方是：艾叶500克，甘松30克，白芷、细辛、羌活各6克，金粉（或铅粉）40克。

◆ 温灸法

根据其操作方法不同，又分为以下几种。

1.艾饼灸法：又称铺灸法。是将艾绒铺于穴位或患处上而施灸的一种方法。它包括如下两种：

（1）熨灸法。将艾绒平铺于穴位上，再盖几层布，用熨斗在上面熨之，可发挥热熨和艾灸的双重作用。此法适用于虚寒、痿痹等证。

（2）日光灸法。将艾绒平铺在腹部，在日光下曝晒，每次10～20分钟，既有日光浴又有艾灸的作用。此法适用于小儿缺钙症、皮肤色素变性、慢性虚弱疾病等。

2.艾熏灸法：是用艾绒燃熏或加水煮蒸熏穴位或患部的一种灸治方法。常用的有如下两种：

（1）烟熏灸法。将艾绒放在杯子内点燃，使热烟熏灸一定部位的治疗方法。适用于痹证、痿证等。

（2）蒸汽灸法。用水煮艾，边煮边使其蒸汽熏，或煮好后盛盆内用蒸汽熏之。适用于风寒湿痹、肢体麻木或肿胀等。

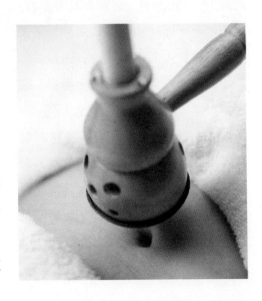

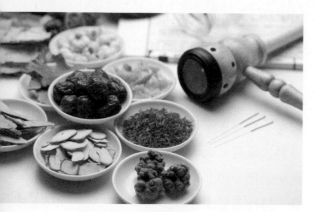

3. 温灸器灸法：是利用专门工具施灸的一种方法。该灸法可以较长时间地连续给病人以舒适温热的刺激，且使用方便，尤其对小儿及惧怕灸刺者最为适宜。目前较常用的有以下几种：

（1）温筒灸。取一种特制的金属筒状灸具，内装艾绒或药物，点燃后，置于施灸的穴位来回温熨，以局部发热红晕，病人感到舒适为度。一般灸 15 ～ 30 分钟，温筒灸具有多种，常用的有平面式和圆锥式两种，平面式适用于较大面积的灸治，圆锥式作为小面积的点灸用。适用于痹证、痿证、腹痛、泄泻、腹胀等症。

（2）温盒灸。是用一种特制的盒形木制灸具，内装艾卷固定在一定部位而施灸的一种方法。盒具按其规格大小分大、中、小三种（大号：长 20 厘米，宽 14 厘米，高 8 厘米；中号：长 15 厘米，宽 10 厘米，高 8 厘米；

小号：长 11 厘米，宽 9 厘米，高 8 厘米）。灸盒的制作：取厚约 0.5 厘米的木板，制成长方形木盒，下面不安底，上面制作一个随时可取下的盖（与盒的大小同等，并在盒内中下部安置铁窗纱一块，距底约 3 ～ 4 厘米）。施灸时，把温灸盒置于所选的部位中央，点燃艾卷后，对准穴位放在铁纱上，盖好封盖（盖用于调节温度）。每次每穴灸 15 ～ 30 分钟，一次可灸数穴。适用于各种常见病的治疗。

（3）苇管器灸。灸器的制法目前有两种：一种是一节苇管灸器，其苇管口径为 0.4 ～ 0.6 厘米，长 5 ～ 6 厘米，苇管的一端作成半个鸭嘴形，另一端用胶布封闭，以便插入耳道内施灸。另一种是两节苇管灸器，放艾绒段，口径为 0.8 ～ 1 厘米，做成鸭嘴形，长 4 厘米，插入耳段口径较细，直径为 0.5 ～ 0.6 厘米，长 3 厘米，该段插入放艾绒端口内，连接成灸器，因而得名。插入耳道端用胶布固定，以备施灸用。其操作方法：将半个花生大的一撮细艾绒，放在灸器的半个鸭嘴处，用线香点燃后，用胶布封闭苇管器，内端插入耳道内，施灸时耳部有温热感。灸完一壮，再换一壮。每次灸 3 ～ 9 壮。10 次为 1 疗程。主治面瘫。

4. 温针灸法：又称温针法、烧针尾、传热灸、针柄灸法。具有温通经脉、行气活血的作用。

（1）操作方法：针刺得气后，将毫针留在适当深度，取约 2 厘米长艾卷一节，套在针柄上，从下端点燃，直至艾条烧完为止，待针柄冷却后出针，也可以艾绒代替艾卷施灸。

（2）适应证：临床适用于既要留针，又需要施灸的疾病，如肢体冷痛、脘腹隐痛。也可用于保健。

（3）注意事项：①艾卷、艾绒应从下端点燃，易于温热向下（体内）传导。②如用艾绒，装裹时必须捻紧，并嘱病人不要随便变动体位，以免艾绒落下烧伤局部皮肤、衣物。③若艾火灼烧皮肤发烫，可在穴位上隔一纸片，能稍减火力。④当艾卷燃烧完时，除去残灰，稍停片刻再将针拔出。⑤抽搐、痉挛、震颤患者及婴幼儿禁用。

非艾灸法

凡是用艾绒以外的物品作为施灸材料的灸治方法，均称为非艾灸法。

1. 敷灸法：是用某种药物涂敷于穴位或患部而施灸的一种灸法。其中较多的是用有刺激性药物，敷后皮肤可起泡，或仅局部充血潮红。所用药物绝大部分为中药，但近人也有用西药而敷灸的，一般多用单味药，也可用复方。该灸法既包括古代的"天灸"，也包括现代的"药物发泡"和部分"药物敷贴"疗法。常用的有蒜泥灸、白芥子灸、毛茛灸、生姜灸、葱白灸、芫花灸等 40 余种。

（1）蒜泥灸。将大蒜（最好用紫皮蒜）捣成泥状，取 3 ~ 5 克贴敷在穴位上，敷灸时间为 1 ~ 3 小时，以局部皮肤发痒、发赤或起泡为度。如敷涌泉穴治疗咯血、衄血，敷合谷穴治疗扁桃腺炎，敷鱼际穴治疗喉痹等。

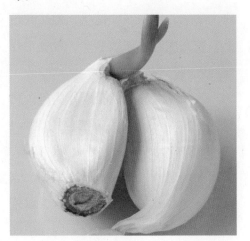

（2）白芥子灸。白芥子研末，醋调或姜汁调为糊膏状，每次用 5 ~ 10 克贴敷在穴位上，油纸敷盖，橡皮膏固定；或将白芥子细末 1 克，放置 3 厘米直径的圆形胶布中央，直接贴敷在穴位上。敷灸时间约为 2 ~ 4 小时，以局部充血潮红；或皮肤起泡为度。该法主治风寒湿痹痛、肺结核、哮喘、口眼㖞斜等症。

（3）毛茛灸。毛茛又称老虎脚爪草。取其鲜叶捣烂，敷于穴位或患处，初有热辣感，继而所敷皮肤发红、充血，稍时即起水泡。发泡后，局部有色素沉着，以后可自行消退。敷灸时间约为 1～2 小时。如敷于经渠或内关、大椎穴，可治疗疟疾；治疗寒痹可敷于患处；如与食盐合用制成药丸敷于少商、合谷穴，可治疗急性结膜炎。

（4）马钱子灸。取马钱子适量，研为细末，用醋调如糊状，敷于穴位上，胶布固定，如敷颊车、地仓治疗面神经麻痹等。

2. 硫磺灸：是以硫磺作为施灸材料的一种灸法。施灸方法：用硫磺1块，随疮口大小定之，另取少许硫磺，于火上烧之，以银钗脚挑之取焰，点硫磺上，令着三五遍，取脓水，以疮干差为度。此法用于治疗顽固性疮疡及其形成瘘管者。

3. 黄蜡灸：是将黄蜡烤热熔化，用以施灸的方法。此方法是先以面粉调和，用湿面团沿着疮疡肿根围成一圈，高出皮肤3厘米左右，圈外围布数层，防止烘肤，圈内放入上等蜡片约1厘米厚，随后以铜勺（或铁勺）

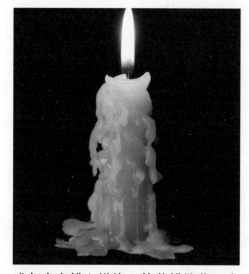

盛灰火在蜡上烘烤，使黄蜡熔化，皮肤有热痛即可。若疮疡肿毒较深，可随灸随添黄蜡，以添到围圈满为度，若灸使蜡液沸动，病人施灸处先痒感，随后痛不可忍，立即停止治疗。灸完洒冷水少许于蜡上，冷却后揭去围布、面团及黄蜡。

4. 灯火灸：又名灯草灸，是用灯芯草蘸油点燃后快速按在穴位上进行熨烫的方法。现常用的有如下几种。

（1）明灯爆灸法。取灯芯草1根（约10厘米长），蘸植物油并使之浸渍寸许，点燃灯芯之后，以灵捷而快速的动作。对准选灸穴位直接点触于穴位上爆灸。一触即离去，并听到爆响"叭"之声，即告成功。此称为1壮。此法灸后局部皮肤稍微灼伤，偶然可引起小水泡，3～4天水泡自然吸收而消失。此法适应证广，常用于治疗急性病症，包括小儿急性病，民间普遍用于治疗各种常见病，多发病。

（2）阴灯灼灸法。又称阴灯灸法或熄灯火法。施灸方法是：取灯芯草1～2根，长约10厘米，把灯芯蘸植物油点燃约半分钟即吹灭灯火，停约半分钟，等灯芯温度稍降，利用灯火余烬点于治疗穴上灼灸之，一触即起为1壮。每穴可以雀啄般地灼灸1～3壮。本法安全可靠，无灼伤之弊，且疗效良好，又可消除害怕心理等，可适用于各种急性和慢性病的治疗。

（3）压灯指温熨法。术者取灯芯草1～3根，蘸植物油点燃明火，然后把拇指指腹压在灯芯火上，旋即把拇指指腹的温热迅速移压在患部或治疗穴位上熨灼之，如此反复做3～5次即可。本法属间接熨灸法，适用于婴幼儿疾患和老年、虚弱性慢性疾病。

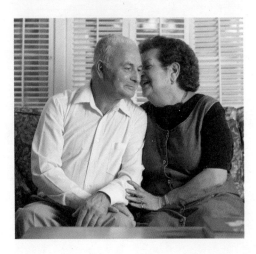

本法具有安全可靠、无直接灼伤皮肤等优点，病人易于接受，通常多用于2周岁以下的婴幼儿，也可用于害怕灯火灼伤的患者。

（4）灯芯炷灸。法施灸方法是：取灯芯草1～2根，用剪刀预先剪成1厘米长，此即谓"灯芯炷"，再将剪下的"灯芯炷"浸在盛装植物油的器皿中。治疗时将油浸的灯芯炷稍行滴干，然后用小镊子将灯芯炷竖直置于治疗穴位上，以火柴点燃，任其燃烧。每燃完1炷为1壮，每穴烧1～2壮为度，本法与艾炷灸法同理，属直接着肤灸，适用于老年人、妇人等慢性、虚损性疾病的治疗。灸后局部皮肤微灼烧伤，可涂以龙胆紫药水，以免感染。

5.电热灸：是利用电作为热源而施灸的方法。操作方法：先取特制电灸器1台，接通电源达到适当温度后，即在穴位上进行灸熨。每次可灸5～15分钟，适于寒湿痹、寒性腹痛、腹泻等常见病。

◆ 灸灼注意事项

1.施灸程序：一般情况下可以先灸上部，后灸下部，先背后腹，先头身后四肢，但在特殊情况下，可以灵活运用。

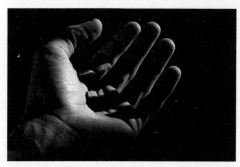

2.灸后处理：施灸后局部皮肤仅有微红灼热现象的，很快就可消失，无需处理；如因施灸过重，皮肤出现小水泡，只须注意不擦破，可任其自愈；如水泡较大，可用消毒的针刺破放出水液；如有化脓现象，则要保持清洁，可用敷料保护灸疮，待其吸收愈合。

3.注意事项：

（1）根据患者的体质和病情，选用合适的灸法，耐心解释，以取得患者的合作，如选用瘢痕灸法一定要取得病人的同意。

（2）腰、背、腹部施灸，壮数可多。胸部、四肢施灸，壮数应少，头颈部更少，青壮年施灸壮数宜多，时间较长；年老，小儿施灸壮数少，时间较短。

（3）施灸时患者的体位要舒适，并便于术者操作。一般空腹、过饱、醉酒、极度疲劳以及惧灸者不宜施灸，对于体弱患者，灸治时艾炷不可过大，刺激量不可过强，如果发生"晕灸"

现象，要及时处理。

（4）颜面部、心区、大血管部和肌腱处不可用瘢痕灸。禁灸或慎灸穴有睛明、丝竹空、瞳子、人迎、经渠、曲泽、委中等，妇女妊娠期，腰骶部和腹部不宜用瘢痕灸。

（5）对昏迷、肢体麻木及感觉迟钝的患者，注意勿灸过量，并避免烧伤。

（6）施用瘢痕灸法，在灸疮化脓期间不宜做重体力劳动。如灸疮污染局部发炎时，可用消炎药膏或玉红膏涂敷。

（7）施灸过程中，严防艾火烧坏病人衣服、被褥等物。施灸完毕，必须把艾卷艾炷彻底熄灭，以免引起火灾。

（8）不论外感或阴虚发热，凡脉异数者，均不宜灸。

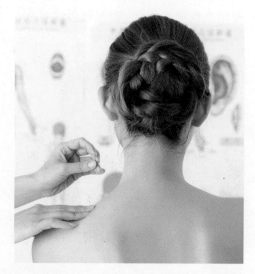

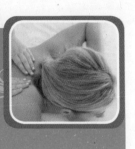

按摩是一种适应症广泛的传统疗法。临床上按摩手法达百余种，但一般常用的仅有二三十种，而且这些手法在实际应用中也有一定的规律。

按摩疗法

穴位按摩治疗原则

穴位按摩治疗疾病需采用一定的原则和方法，具体说来可以概括为：一、根据不同的临床症状表现；二、根据身体不同的部位；三、根据患者的体质情况；四、根据季节变换。

穴位治疗的基本原则是："复正祛邪""重在治本""急则治标，缓则治本""标本兼顾""补虚泄实"。

复正祛邪是指恢复机体内的正气，驱除导致疾病发生的不利因素。疾病恢复的快慢，一方面同身体的抗病能力有关，另一方面同治疗的效果有关，穴位按摩治疗是通过调动机体的抗病能力来实现治疗的。

辨别标本是指分清疾病的标本。一般说来，旧病为标，新病为本；表症为标，病因为本。在临床治疗中需根据病情的轻重缓急，急则治标，缓则治本。在按摩临床治疗中，大多数病人的病情不是很急，可以重在治本，

标本兼顾。比如头痛病人，经诊断属于阴虚肝阳上亢型，头痛为标，阴虚为本，治则平肝潜阳治头痛，同时兼顾补阴以治本，这样治疗头痛治愈后就不易复发，这就是以治标为主，标本兼顾的治疗方法。

补虚泄实是指患者属虚症则补之，属实症则泄之。一般说来，人体经血等物质不足为虚，或者脏腑、器官、组织的某一功能低下为虚。脏腑、

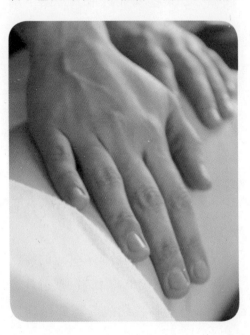

组织、器官的某项功能亢进为实，或者外感邪气为实症，穴位按摩通过不同的手法作用于人体的部位，使气血、津液、经络起到相应的变化，补虚泄实，达到治疗的目的。

选穴处方原则

穴位按摩的临床实践表明，"循经取穴"是有效的治疗方法，即病在哪个经络，就选取哪个经络的穴位进行治疗的方法。如肠炎和菌痢等病，病在肠胃，可以选择大肠经上的穴位；心脏疾病可选择心包经上的内关和背部的心俞等穴治疗。

选穴处方是按摩治疗的重要组成部分，某些病症选取其经络上的一两个穴位，就能达到很好的疗效，如头痛取手上的合谷穴，腹痛取腿上的足三里穴进行按摩，即可以取得满意的疗效。当然，有些病症需要取组穴才能取得一定的疗效。

穴位按摩选穴处方有一些原则，需要严格遵守。

取阿是穴

阿是穴是指病灶或其邻近的痛点以及人体脏腑疾患在体表的反射点，当人体患某种疾病或受到外伤刺激

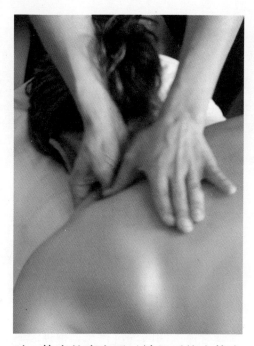

时，体内的病变通过神经系统在体表相应的经穴会出现压痛点，中医称为"有病必有点"，按摩这些压痛点，当疼痛消失时，疾病也有可能痊愈了。当然，也有痛点转移的情况，应寻找新的痛点进行按摩。

远部取穴

远部取穴是指在病变的远部，一般是指在手足部取穴，以肘膝以下的穴位为主。如胃脘痛取足三里穴，腰背痛取委中穴，咳嗽取手上的列缺穴。

近处取穴

近处取穴是指在患病脏腑器官或肢体的临近穴位进行按摩。如眼睛疾患取风池穴，膝关节炎取梁丘和足三

里穴。

局部取穴

局部取穴是指在患病的脏腑或患病肢体周围的局部取穴。如眼睛疾患取睛明和童子髎，鼻塞鼻痛取迎香，胁痛取章门，腰痛取肾俞。

远近配穴

远近配穴是临床上常用的配穴方法，如胃病常取下肢的足三里，配腹部的中脘和天枢穴；头痛常取手上的合谷穴，配头部的太阳、百会、风池穴；腰痛取小腿上的三阴交，配腰部的肾俞、小腹部的关元和中极穴。

穴位按摩治病的次数与补泄

按摩的次数要根据具体病情来决定，对于久病体虚的人及患慢性病的人，可以每天治疗1次，每天治疗时间在10～20分钟。手法要采用补法，即要用轻手法，用力宜轻；对于急症，每次5分钟即可驱除病症，可以每天治疗1次，连续几天按摩治疗以巩固疗效；对于软组织损伤，可以每天治疗1次，每次治疗10分钟，当然，还要考虑患者的感觉，如采用重手法

则要考虑时间间隔，以使机体有恢复过程。

按摩手法有补泻之分，根据"补虚泄实"的原则，可以采用不同的手法，手法的补泻一般可分为以下几方面。

1. 顺经络循行的方向进行的按摩属于补法，逆经络循行的方向进行的按摩属于泻法。

2. 根据按摩的力度可分为手法和轻手法。重手法，用力相对较大，属于泻法；轻手法，用力相对较小，属于补法；用力适中，则属于平补平泻法。

3. 根据血液流动的方向，按血液从心脏流入流出，向血液流出心脏方向按摩为补法，按摩方向同心脏流出血液方向相同为泻法。

4. 根据手法的旋转方向，顺时针按摩为补，逆时针按摩为泄。顺时针方向和逆时针方向按摩同时进行则属于平补平泻法。

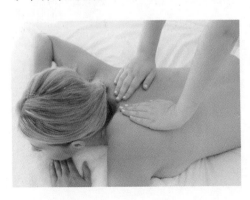

穴位按摩的适应症与禁忌症

适应症

穴位按摩广泛运用于临床各科的治疗中，对于脏腑功能性疾病、慢性炎症、骨伤科疾患以及小儿科疾病都有很好的疗效。同时，穴位按摩易于被普通老百姓所掌握，所以在各种慢性病症和脏腑机能衰退、亢进症中得到广泛应用，对内科、妇科、儿科、伤科、外科、五官科的病症都有比较好的疗效，对于一些陈旧性和顽固性的疾患，比如颈椎骨质增生、腰椎间盘脱出等进行穴位按摩可以使患者免受手术的痛苦。对于头痛感冒等常见病进行穴位按摩则可以迅速地解除症状，

免受吃药打针之苦以及药物引起的副作用。由于按摩的作用是活血化瘀、疏通经络，所以更适合一些调整脏腑功能，使之恢复正常状态的疾病治疗。

禁忌症

穴位按摩是一种经我国古代医家实践总结出来的行之有效的简便治疗方法，但也必须同时指出，穴位按摩并非适应所有病症，下列一些疾患则不适应穴位按摩治疗。

1. 感染化脓的体表部位不适于按摩。

2. 癌变的部位不适合进行按摩。

3. 皮肤烫伤和皮肤划开出血处不适合按摩。

4. 传染病急性传染期不适合按摩，如肝炎、皮肤病、霍乱等。

5. 怀孕的女性、月经期的女性，腹部不宜用重手法按摩。

6. 在饥饿和大运动量运动后不宜按摩，以防止发生晕厥。

7. 高血压以及严重的心脏病的老年患者宜用轻手法按摩。

8. 急性感染及发热性急病不适合按摩。

9. 神经病应慎用按摩手法。

10. 肾炎患者不宜用重手法按摩腰部脊椎两侧肾区。

穴位按摩的注意事项

注意事项

1. 手法操作要熟练，用力要适中，先轻后重，由浅入深，严禁暴力或蛮劲损伤皮肤筋骨；手法应协调柔和，切忌生硬粗暴，应在练习手法有一定的基础上为他人进行按摩。自我按摩也应掌握一定的手法。

2. 在按摩前要明确诊断，家庭按摩一定要在明确诊断的基础上进行，禁止不明病情、不分穴位进行按摩。

3. 患者和按摩者都应选择舒适体位，无论是卧位、座位、俯位，都应感觉舒适，按摩者应发力自如，患者应肢体肌肉放松，以利安全、有效治疗。

4. 按摩者可在患者皮肤上涂擦润滑剂，以保护皮肤，防止擦伤。按摩介质可以是植物油、滑石粉、止痛药水、活血酒、药酒等。介质选用的药物要因病而异，病属表症，则用解表药；病属血瘀，则用活血药；病属寒症，则用温热药；病属发热症，则用寒凉药。

出现不良反应的处理方法

大多数病人在按摩后都会感觉到轻松愉快，病痛有明显的减轻。按摩后局部出现充血，皮肤温度升高都属于正常的现象，有的人会出现青紫的瘀斑。从理论上讲，穴位按摩后患者体内会发生一系列的生理、病理性变化，表现为神经系统的兴奋或抑制，经络的放射性传导，气血的运行，细胞和组织的新陈代谢，内分泌系统的分泌加强，胃肠道的蠕动加快，肌肉的紧张与放松等。对病人来说，穴位按摩是一项被动运动，有疲劳感是正常的。

但是在穴位按摩治疗中，有时会出现不良反应，如晕厥、疼痛加重等。当出现这些症状时，应采取相应的措施。

晕厥

有的患者患病日久，体质过于虚弱，对痛感特别敏感，或者过于饥饱，按摩时精神过度紧张，加之在按摩时

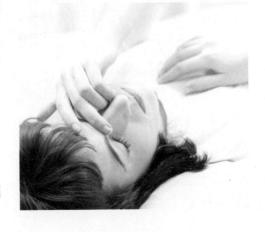

23

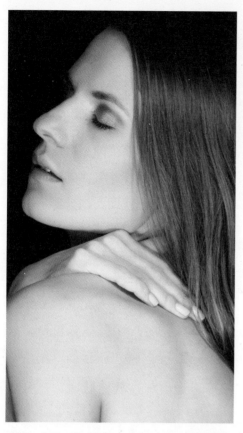

对腰痛、腿痛、背痛等症状，如果按摩手法过重，或第一次按摩，有可能疼痛反而加重，一般情况下，痛感会在一两天后消失，原来的病症也有可能一起消失。当然，手法应轻柔和缓，以患者感觉不是非常痛苦为宜，特别是腰的肾脏解剖部位，切忌用蛮力按摩。

5 岔气与肌肉损伤

病人的体位不舒适，按摩用力过猛，患者的肌肉紧张也可能造成肌肉损伤或岔气。当出现岔气时，要配合病人呼吸做牵拉上肢推压后背的运动，以减轻痛感。对于肌肉皮肤损伤，可用红花油轻涂血瘀处一两次即可。

手法过重，患者宜出现一时性的昏迷。在治疗过程中，若出现头晕、眼花、心慌气短的感觉时，应立即停止按摩，让患者卧床休息，用大拇指轻按内关穴，对于饥饿所致者，应给与甜食；对于已昏迷的患者，可采取急救措施，用手指捏掐人中、中冲，病在胸部用手掌轻柔，以利血液的循环。

为防止昏厥的发生，对体质虚弱的患者、神经衰弱的患者，治疗时手法宜轻柔，精神紧张的患者应消除其思想顾虑，饥饿的患者应先进食或喝些糖水。

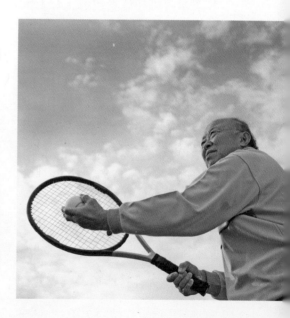

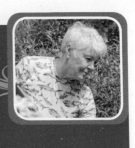

拔罐疗法在中国已有二千余年的历史，现已形成一套独特的治病方法。由于此法操作简单，效果显著，始终受到人们的广泛欢迎。

拔罐疗法

拔罐的治病机理与作用

拔罐是中医非药物疗法中的重要组成部分，属中医外治法范畴。拔罐施术部位是人体的体表，属经络中的皮部。皮部是皮肤按经络系统的分区，是十二经脉在体表的分区，它和经络不同之处在于经脉是呈线状分布，络脉是呈网状分布，而皮部则是"面"的划分。所以针刺主要在"点"，拔罐（包括刮痧等外治法）主要在"面"。

◆ 作用机理

拔罐养生法是一种以杯罐作工具，借热力排去其中空气产生负压，使其吸着于皮肤造成淤血现象的一种疗法。拔罐机理大致有以下几个方面。

1.行气止痛：这个作用机理在软组织损伤方面表现得最为明显。拔罐后产生皮肤充血现象刺激了人体穴位，通过经络传导，使原先表现为"不通则痛"的气滞血淤现象得以缓解，达到了行气、活血、止痛的效果。

2.祛风散寒：《本草纲目拾遗》中说："罐得火气合于肉，即牢不可脱……肉上起红晕，罐中有气水出，风寒尽出。"可见，拔罐祛风散寒的机理早为古人所认识。实践证明，拔罐疗法治疗风湿性关节炎、类风湿关节炎行之有效。

3.调理脏腑虚实：拔罐疗法虽然

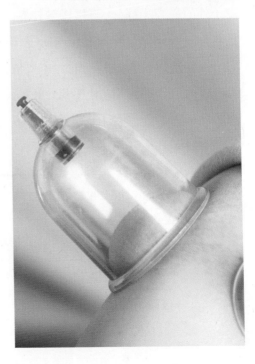

在体表进行，但可通过经络，而发挥调理脏腑虚实的作用。

4.活血化淤：拔罐所造成的罐内负压致使局部皮下和肌层充血，加快局部的血液循环和新陈代谢，起到活血化淤的作用。拔罐疗法治疗毛囊炎的较好疗效就证实了活血化淤的机理。

拔罐施术于皮部对机体的作用大致可分为两大类，一是预防保健作用，二是治疗作用。

预防保健作用

拔罐法的预防保健作用又包括健康保健预防与疾病防变两类。拔罐法作用部位是体表皮肤，皮肤是机体暴露于外的最表浅部分，直接接触外界，且对外界气候等变化起适应与防卫作用。皮肤所以具有这些功能，主要依靠机体内卫气的作用。卫气出于上焦，由肺气推送，先循行于皮肤之中，卫气调和，则"皮肤调柔，腠理致密"（《灵枢·本脏》）。健康人常做拔罐（如取背俞穴、足三里穴等）可增强卫气，卫气强则护表能力强，外邪不易侵表，机体自可安康。若外邪侵表，出现恶寒、发热、鼻塞、流涕等表证，及时拔罐（如取肺俞、中府等）可将表邪及时祛除，以免表邪不祛，

蔓延进入五脏六腑而生大病。

治疗作用

1.排除毒素：拔罐过程可使局部组织形成高度充血，血管神经受到刺激使血管扩张，血流及淋巴流动增快，吞噬作用及搬运力量加强，使体内废物、毒素加速排除，组织细胞得到营养，从而使血液得到净化，增强了全身抵抗力，可以减轻病势，促进康复。

2.疏通经络：人体的五脏六腑、四肢百骸、五官九窍、皮肉筋骨等组织器官，保持着协调统一，构成一个有机的整体，这种相互联系、有机配合是依靠经络系统的沟通得以实现

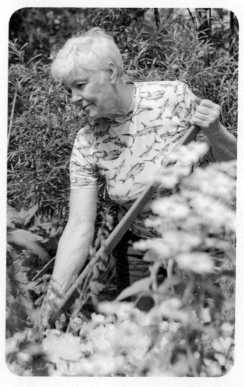

的。人体各个脏腑组织器官均需要经络运行的气血温养濡润，才能发挥其正常作用。经络气血通达则人体健康；若阴阳失调、邪正相争，经络之气亦随之逆乱，气血运行被阻，则可发生各种疾病。而在相应病所（如阿是穴）拔罐，可使阻塞的穴位、经络得以开通，气血得以通达。中医常说："（经络气血）不通则痛，痛则不通。"拔罐可疏通经络，所以对颈椎病、肩周炎、腰腿痛等痛证拔罐效果颇佳。

3. 行气活血：气血（通过经络系统）的传输对人体起着濡养、温煦等作用。拔罐作用于肌表，使经络通畅，气血通达，则淤血化散，凝滞固塞得以崩解消除，全身气血通达无碍，局部疼痛得以减轻或消失。现代医学认为，拔罐可使局部皮肤充血，毛细血管扩张，血液循环加快；另外拔罐的吸附刺激可通过神经——内分泌调节血管舒、缩功能和血管壁的通透性，增强局部血液供应而改善全身血液循环。

4. 扶正固本：中医的扶正固本不是简单地靠吃"补药"来实现的，"正气"为主的健康状态的保持或实现，主要途径是保持经络气血的畅通正常，经络气血畅通正常则营卫正常，表固而不受外邪，内可濡润脏腑，内

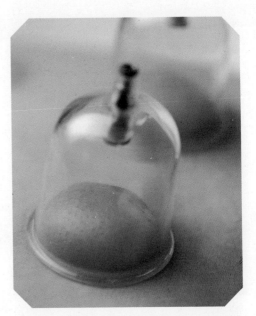

外通畅，内在废物有正常途径得以排泄，机体自可健康。拔罐通过肌表作用使经络气血通畅，机体正气自然便可安康。现代医学认为，拔罐可使吸附部位毛细血管破裂，继而局部出现血液凝固，但不久即崩溃而引起自身溶血现象，随即产生一种新的刺激素，即一种类组织胺的物质，随体液周流全身，刺激全身组织器官，增强其功能活动。自身溶血是一个良性弱刺激过程，可以刺激增强免疫功能，提高机体的抗病能力。

拔罐疗法施治器具

▸ 火罐

火罐分大、中、小三种规格，

27

平时比较常见的有竹罐、玻璃罐、陶罐和药罐。

1. 竹罐：竹管帛成，一端以竹节为底，另一端为罐口。罐口必须打磨平整光滑。竹罐有轻巧、价廉、不易破碎、取材容易、制作简便等优点，但易爆裂漏气。

2. 玻璃罐：形如球状，质地透明，便于观察出血量和在治疗过程中皮肤的变化。

3. 陶罐：形如腰鼓，用陶土烧制而成。

4. 药罐：把配制好的中药煎沸，然后把竹罐浸于药液中，用时取出。使用药罐具有火罐与药物治疗的双重作用。

负压罐

用青、链霉素药瓶或类似的小药瓶，将瓶底切去磨平，切口须光洁，瓶口的橡皮塞须保留完整，便于抽气时应用。

真空拔罐器

1. 真空拔罐器构造：真空拔罐器

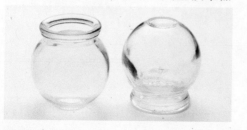

包括罐体、抽气枪与附件等部件。附件主要是指拔罐方便软管、外盒与托盘。罐体构造包括罐口、罐底、排气口、排气阀门杆、胶塞等。抽气枪构造包括抽气柄、抽气枪枪嘴套、抽气内胶环等。

2. 整体规格：罐体产品规格有8种，其中1号罐罐口外径36毫米，罐口内径25毫米；2号罐罐口外径42毫米，罐口内径30毫米；3号罐罐口外径46毫米，罐口内径35毫米；4号罐罐口外径50.5毫米，罐口内径40毫米；5号罐罐口外径56毫米，罐口内径44毫米；6号罐罐口外径66毫米，罐口内径55.5毫米；7号罐罐口外径86毫米，罐口内径75毫米；8号罐罐口外径92毫米，罐口内径83毫米。

3. 抽气枪主要性能指标：①有效抽气距离40毫米。②产品在使用中最大负压值为35～85千帕。③在最大负压下保持30分钟，其负压值不低于25千帕。

其他

1. 针具：梅花针、三棱针或平口小刀。

2. 油纸：用以引火，投入罐中，通过燃烧而使罐内产生负压，以吸着

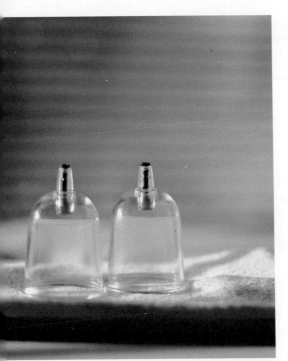

于病患部位，同时借助其吸力起到拔毒祛邪的作用。

3.75% 乙醇棉球、面粉等。

拔罐施治手法

抽出瓶内空气，使产生负压，即能吸住，或用扣帽子气筒套在塑料杯罐活塞上，将空气抽出，即能吸着。

拔罐时间

各种方法拔罐时间应视该部软组织的厚薄及气候条件而适当掌握。一般在腰背部等肌肉丰厚处可拔 10 ~ 15 分钟；胸腹部肌肉较浅薄处可拔 5 ~ 10 分钟；额、面等可拔 3 ~ 5 分钟。气候炎热的夏季，拔罐时间应缩短，过长容易起水泡，而寒冷的冬季，可稍延长。

起罐

一般先用左手夹住火罐，右手拇指或食指从罐口旁边按压一下，使空气进入罐内，即可将罐取下。若罐吸附过强时，切不可用力硬拉，以免擦伤皮肤。

吸拔方法

1.闪火法：用镊子夹 95% 酒精棉球一个，点燃后，将火送入绕一圈再抽出（注意切勿将罐口烧热，以免烫伤皮肤），迅速将罐扣在应拔的部位上，即可吸附在皮肤上，这是传统的，也是最常用的拔罐方法。

2.抽气法：将抽气罐紧扣在需要拔罐的部位上，用注射器从橡皮塞

单纯罐手法

单纯罐手法是指单独使用拔罐进行保健与治疗的一种方法。常用的单纯罐手法有闪罐法、留罐法和走罐法。

1.闪罐法：闪罐法即在某一部位（如穴位、病灶点）进行反复吸附，并立即使之脱落的一种手法。

（1）浅吸闪罐法。此法使罐体吸附在选定的部位，如穴位、病灶点

上（罐体内吸入皮肤肌肉较少），立即提拉罐体使之脱落，至皮肤潮红，以每个部位 10 ~ 30 次为度的一种手法。在使用部位先涂抹刮痧拔罐润肤剂为佳。通过对某一部位进行吸紧牵拉、放松的物理刺激，局部经络气血充盈—输布—再充盈—再输布，从而使其运行状态得以调整，营卫状况得以改善。此法多用于风寒束表、局部肌肤麻木、疼痛、病位游走不定的患者以及颜面部穴位的拔罐。

（2）深吸闪罐法。深吸闪罐法又称响罐法，操作方法基本与浅吸闪罐法相同，只是罐体内吸附皮肤肌肉较浅吸闪罐法深，故提拉脱落时常发出响声，因而又名"响罐法"。需在闪罐部位先涂抹润肤剂方可使用。功效原理基本与浅吸闪罐法相同，只是吸力增大，刺激量比浅吸闪罐法大。此法多用于病变较深且较局限的病症。

2. 留罐法：留罐法也叫坐罐法，指罐体吸附在选定的部位或穴位、病灶点上，且留置一段时间（10 ~ 30分钟）的一种拔罐手法。

（1）单罐法。即治疗时只使用一个罐体的方法。适用于病变单一或局限的病症。如心律不齐、心慌选内关穴；大便不正常选天枢穴；头痛选

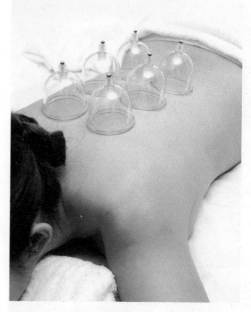

太阳穴；落枕选肩井穴；胃痛选中脘穴等。

（2）多罐法即治疗时多个罐体同时并用的方法。适用于病变广泛的病症。治疗时又分排罐法和散罐法两大类。

①排罐法。即将多个罐体吸附于某条经络或特定部位上（如某一肌束）的一种手法。拔罐时应遵循自上而下的顺序原则，即先拔上面部位，后拔下面部位。如坐骨神经痛可在足少阳胆经的环跳、风市、阳陵泉、悬钟穴，足太阳膀胱经之秩边、殷门、委中、承山穴上拔罐；肥胖病人可在背部夹脊穴自上而下拔罐。

密排法：多个罐体紧密排列在某一部位，罐体与罐体之间间隔 1 ~ 2

厘米，注意罐体与罐体之间不可太近，否则会出现罐体间相互牵拉所致的疼痛与损伤。此手法多用于病变局限、症状明显、体质较好的患者。

疏排法：罐体与罐体之间相对较远，间隔5～7厘米以上。此手法多用于病变广泛、症状较多而主症不明显、体质较差的患者。

②散罐法。指全身各吸附罐体之间相隔较远。此手法常用于全身病症较多的患者。如心律失常患者选膻中穴、内关穴、心俞穴等；肩周炎患者选肩井穴、肩穴、曲池穴、条口穴等。

（3）发泡罐法。指拔罐吸附部位出现水泡现象的一种手法。使吸附部位出现水泡一是可通过增加罐内负压，延长吸附时间来实现；二是水湿、酒湿之邪盛，感冒等患者10分钟左右亦可自己起水泡。这种现象与药物敷贴、发泡灸法相似，但此法的水泡散在表皮，无痛苦，除有治疗作用外，

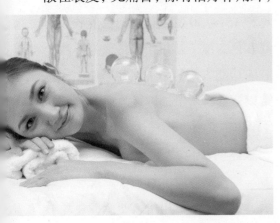

还有强壮作用，对正气不足、免疫力低的患者提高正气和增强免疫力有一定作用。此法起罐后皮肤上出现的水泡一般不必挑破；1～2天后可自行吸收消失；若需挑破或已破溃，用紫药水涂抹即可。临床上对哮喘、心下痞硬患者可选膻中穴、巨阙穴运用此法治疗。瘢痕体质者禁用。

（4）提按罐法。用手提起吸附肌表的罐体，随即按下复原，力量逐渐加大，以罐体不脱离肌表为度，如此反复20～30次。此法使罐体内吸附的肌肤上下振动，增加拔罐功效，振荡相应经络俞穴、脏腑气血，促进气血运行，振奋五脏六腑。此手法常用于腹部，对胃肠不适、消化不良、小儿疳积、泄泻、痛经等症有较好效果。

（5）摇罐法。用手握着吸附肌表的留置罐体，均匀、有节奏地上下（或前后）左右摇动，以一个部位20～30次为宜。此法通过对局部的反复牵拉，可增加刺激量，提高疗效。操作时，力求做到手腕放松、力量柔和、动作协调、均匀，忌快与生硬，以病人自感放松、舒适、能耐受为度。

（6）转罐法。用手握着罐体，慢慢地使罐体向左水平旋转90°～180°，然后再向右水平旋转90°～180°，

一个左右转动为1次，反复10～20次。转罐法扭矩力较大，可造成更大的牵拉，比摇罐要强烈，可放松局部肌肉组织，促进气血流动，增强治疗效果。操作时注意使用此手法前须在施术的肌肤上涂抹润肤剂，手法要轻柔，以患者能忍受为度，忌用强力。多用于软组织损伤，如腰肌劳损等深部无菌性炎症所致的局部疼痛。

3.走罐法：又称行罐法、滑罐法、推罐法、拉罐法、移罐法，指罐体吸附肌肤后，用手握着罐体在皮肤上进行移动（前进方向罐体口稍提起，后部着力于肌肤，速度可快可慢，视病情、部位与治疗需要上下左右移动罐

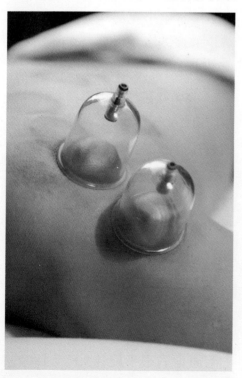

体），以皮肤上出现红、紫、黑色斑为度的一种手法。此手法作用力度、面积都较大，与刮痧疗法有相似之处。操作前应在待走罐的部位涂上刮痧拔罐润肤剂，否则易出现皮肤损伤和疼痛。一般背部走罐宜上下移动，胸部应按肋骨走行方向来回移动，上下肢、腹部宜旋转移动（顺时针、逆时针均可）。此法对经络气血不通、脏腑功能失调、外感等病症，如腰痛、肩周炎、坐骨神经痛、感冒发烧、高血压、支气管炎、哮喘、慢性胃肠炎、痤疮等病症都可广泛应用，且效果颇佳。常用的走罐法有以下3种。

（1）浅吸快移法。使肌肤吸附于罐体内3～5毫米高，移动速度为每秒30～50厘米行程，以皮肤微红为度。适用于体虚年迈、儿童和病情表浅者，如末梢神经炎、轻度感冒等。

（2）深吸快移法。使肌肤吸附于罐体内5～8毫米高，移动速度为每秒15～30厘米行程，以皮肤表面红紫色为度。适用于经络气血不通、脏腑功能失调的多种病症。使用部位常以背部膀胱经，即背俞穴为主。

（3）深吸慢移法。使肌肤吸附于罐体内8～12毫米高，移动速度为每秒3～5厘米行程，以皮肤表面紫黑色为度。适用于久寒痼冷、经络

气血阻滞日久、筋脉肌肉失养等病症。如肌肉萎缩、中风半身不遂、腰椎间盘突出症、坐骨神经痛等。

结合罐手法

结合罐手法是指拔罐疗法与其他治疗方法配合使用，或取长补短，或强强联合以达到共同增加疗效的一种复合治疗方法。常用的结合罐法有刮痧拔罐法、针刺拔罐法、按摩拔罐法、药物拔罐法、艾灸拔罐法及其他拔罐法。

1.刮痧拔罐法：此法是刮痧与拔罐配合使用的一种治疗方法。一般可先刮痧后拔罐，亦可先拔罐后刮痧，前者较为常用。使用时先在选定的部位（穴位）皮肤上涂抹适量润肤油，用水牛角刮痧板进行刮痧，若与走罐手法配合，刮拭皮肤时间应略短，皮肤出现红色即可在其刮痧部位走罐；若与留罐手法配合，刮拭时间可稍长，待皮肤出现红、紫或紫黑色时，再行留罐，留罐部位可以是穴位（包括阿是穴），亦可是病灶点（刮痧后皮肤上红紫或紫黑明显处，用手触摸，皮肤下常有明显硬节或条索状物，压迫多有酸麻胀痛等反应）。在病灶点处拔罐对疏通经络气血，调整脏腑功能有明显作用。此法广泛运用于颈椎病、

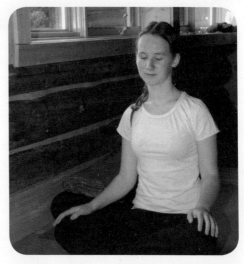

肩周炎、腰椎间盘突出症、腰肌劳损、坐骨神经痛、哮喘、膝关节疼痛和屈伸不利、高血压、痤疮等病症，均有显著疗效。

2.针刺拔罐法：此法是针刺与拔罐配合使用的一种治疗方法，具有针刺与拔罐双重效果，其治疗范围广泛。常见有以下几种。

（1）留针拔罐法。即先在选定穴位进行针刺，待行针完毕后，将针留在原处（穴位），再以针刺点为中心行留罐即可（针尾、针柄等露出皮肤表面部分均在罐体中），留罐时间5~10分钟。注意针柄、针尾不可触及罐体内壁。胸背部禁用此法。

（2）针后拔罐法。即先在选定穴位进行针刺，待行针完毕起针后，再以针孔为中心进行拔罐（留罐），5~10分钟起罐。若见皮肤针孔出

现小血珠，可用消毒干棉球擦净，并在针孔处稍做按压即可。

（3）刺络拔罐法。又名刺血拔罐法，是指在刺络（刺血）后再进行拔罐的一种手法。皮肤消毒后，用三棱针、粗毫针或平口小刀浅刺，根据不同的病症，选用不同的刺激量，分为轻刺、中刺、重刺3种。轻刺以皮肤红晕为度，中刺以微出血为度，重刺以点状出血为度，然后在刺络（刺血）处拔罐，留罐时间10～15分钟，出血量5～10毫升为度，起罐后，用消毒棉球擦干渗血，3～6天治疗1次，5次为1个疗程。适用于病程短、症状较重、表现亢奋，具有红、热、痛、痒等表现的实证型患者，如腰腿痛、风湿痛、肌肉劳损、神经性皮炎、丹毒、皮肤瘙痒、感染性热病、高血压（实证型）等病证的治疗。对虚寒体质的患者一般不用此法。

（4）挑痧拔罐法。是指拔罐与挑痧配合使用的一种手法。先在选定的部位（经络穴位）拔罐，最好用走罐手法，若留罐时间应稍长、吸力应稍大，待皮肤上出现紫红或紫黑斑块后起罐，在皮肤出现紫红或紫黑较明显处（一般此处皮下有硬节，可大可小）用消毒针进行挑刺，每个部位挑刺2～3下，以皮肤渗血、渗液为度，

用消毒棉球拭干，亦可涂75%酒精或碘酒。此法可用于中暑、郁痧、闷痧、感染性热病、风湿痹痛、痛经、神经痛等病症。

（5）皮肤针拔罐法。是指皮肤针与拔罐配合使用的一种手法。皮肤针有小锤式的七星针、梅花针及圆筒式的皮肤针，治疗时先在选定的部位（以背部督脉与两侧膀胱经为主要施术部位）进行叩击（每分钟叩击100次左右）或滚动。一种是轻手法，以皮肤红晕但不出血为度，主要用于老幼体弱、虚证及久病患者；另一种是重手法，以皮肤轻微出血为度，适用于多种病证，以年轻体壮、新病实证者为佳。皮肤针后再行拔罐，起罐后，若皮肤上有血迹，可用消毒棉球拭干。

3.按摩拔罐法：是指按摩与拔罐配合使用的一种手法。可分为先按摩后拔罐和先拔罐后按摩两种。先按摩后拔罐法是指先根据病情在选定的部位（经络穴位）上进行各种手法的按摩，按摩完毕后再进行拔罐，根据不

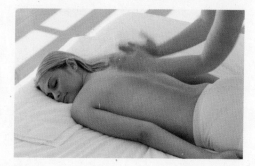

同情况选用闪罐、走罐或留罐手法，以增强按摩的疗效。先拔罐后按摩法，是指通过拔罐（主要用走罐和留罐手法）皮肤出现紫、黑斑和皮下结节后，在紫黑斑或结节处使用按摩手法，主要为解结消灶、促进瘀斑吸收，以增加拔罐疗效。此法在临床多种病症中被广泛运用。

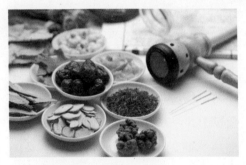

4.涂药拔罐法：即在施术部位涂抹某种药物与拔罐相配合的一种手法。常用手法有两种：一种是在施术部位涂抹某种药剂后再拔罐，一种是拔罐后在拔罐部位涂抹药剂，前者在临床上更为常用。常用药剂有刮痧拔罐润肤油或润肤增效乳，它具有清热解毒、活血化淤、疏通经络、消炎止痛、保护皮肤等功效。另外如正骨水、跌打损伤药酒、生姜水、大蒜汁等均可使用。注意因风油精、驱风油等刺激性较强，临床上（尤其是孕妇）一般禁用。此手法广泛用于疼痛性疾病，如腰椎间盘突出症、腰肌劳损、坐骨神经痛、跌打损伤、内脏疼痛等病症。

5.艾灸拔罐法：是指艾灸与拔罐配合使用的一种手法。一般是先在选定部位进行灸法然后再拔罐，以艾灸的药物和温热作用来加强疏经通络、温经散寒、祛除寒湿、行气活血等功效，与拔罐同用可增强疗效。常用配合手法有以下几种。

（1）艾炷灸拔罐法。此法分直接灸与间接灸拔罐两种。直接灸即将艾绒搓捏成上尖底平的圆锥形的艾炷，直接放在皮肤上面施灸。间接灸是施灸时在艾炷与皮肤之间隔垫某些物质（如隔一片姜叫隔姜灸、隔一片蒜叫隔蒜灸、隔一附子饼叫附子饼灸等）。上述灸法都应在患者感觉皮肤发烫时，换艾炷和隔垫物再灸，以皮肤潮红但不烫伤为度，灸后再行拔罐。此法适应证较广，外感表证、咳嗽痰喘、脾肾虚证、风寒湿痹、妇人气虚血崩等症均有疗效。隔姜灸拔罐法多用于腹痛、受寒腹泻等症。隔蒜灸拔罐法多用于痈疽、瘰疬、肺炎、支气管炎、肠炎等症。附子饼灸拔罐法可用于阳痿、早泄等症。

（2）艾卷灸拔罐法。此法分单纯艾卷灸与药条灸拔罐两种。用棉纸把艾绒裹起来做成圆筒形称为艾卷，艾卷内只有单纯艾绒称单纯艾卷或艾条，艾卷内除艾绒外加入药末而制成的艾条叫药条。将艾条（包括单纯艾条与药条）的一端点燃，对准施灸部位，另端可用手或其他工具，如艾条支架等支持，燃端距皮肤 0.5～1 寸施灸，使患者局部有温热感而无灼痛，一般每处灸 5～10 分钟，至皮肤稍起红晕为度。灸毕再行拔罐。此法具有温经散寒作用，适用于风寒湿痹等症。

拔罐施治的注意事项

注意事项

拔罐疗法一般适用于风湿痛、腹痛、胃痛、消化不良、头痛、高血压、感冒、咳嗽、腰背痛、月经痛、目赤肿痛、毒蛇咬伤及丹毒、红丝疗、疮疡初起未溃时等。拔罐法在下列情况则不宜使用：高热、抽搐、痉挛等；皮肤过敏或溃疡破损处；肌肉瘦消或骨骼凹凸不平及毛发多的部位。孕妇腰骶部及腹部慎用。

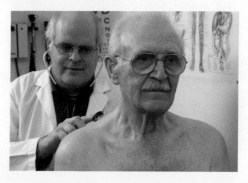

拔罐时体位须适当，局部皮肉如有皱纹、松弛、疤痕及体位移动时，火罐易脱落，应根据不同部位，选用大小合适的杯罐。应用闪火法时，棉花棒蘸酒精不要太多，以防酒精滴下烧伤皮肤。起罐时手法要轻缓，以一手抓住罐边皮肤，按压一下，使气漏入，罐子即能脱下，不可硬拉或旋动。

拔罐后一般局部呈现红晕或紫绀色，为正常现象，会自行消退。如局部淤血严重者，不宜在原位再拔。如留罐时间太长，皮肤起水泡，小的不需特别处理，防止擦破引起感染；大的可用针刺破，流出泡内液体，涂以龙胆紫药水，防止感染。

正常反应

真空拔罐通过抽气枪的抽气作用使罐体内形成负压，吸附局部皮肤及软组织（包括皮肤、肌肉等）隆起于罐口平面以上，病人觉得局部有牵拉、紧缩、发胀、发热、向外冒凉气、酸楚、局部发痒、舒适等感觉，部分患者感到疼痛立即或逐渐减轻、甚至完全消失；闪罐、走罐多次后，留罐数分钟后局部皮肤有潮红、紫红或紫黑色斑，或起罐后皮肤出现小水泡、罐体内有水蒸气等，这些感觉和现象均属正常反应。

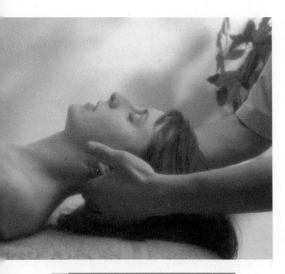

● 异常反应及预防处理

1.异常反应及表现：拔罐过程中，病人感到被吸附部位牵拉、疼痛等不适难以忍受，或出现手脚发凉、发麻，甚至出现头晕、目眩、心慌、面色苍白、四肢发凉、恶心欲吐或呕吐、出冷汗，甚至晕厥等晕罐现象均属异常反应。

出现以上情况的原因有：患者精神过分紧张，对疼痛较为敏感，病人过度虚弱、饥饿、疲劳、醉酒等；罐体内负压太高以致吸力过大；吸附时间过长；属拔罐慎用或禁用病症的患者使用或接受拔罐；使用拔罐手法不当，如走罐时不涂抹润肤剂且吸力过大；吸附部位不当，如吸附部位有浅在的较大动脉分布（如腹股沟动脉）等。

2.预防及处理原则：正确使用拔罐手法，严格遵守注意事项及慎用、禁用证的有关提示。对过饥、过渴、

过度疲劳及精神紧张、醉酒的患者不予拔罐。若万一患者出现晕罐现象，应立即起罐，让病人平卧，采取头低脚高位，让病人松衣解带，喝一杯热糖水，同时用刮痧板棱角或手指点按百会、人中、内关、合谷、足三里、涌泉穴。处理后让病人静卧片刻即可恢复。

（1）拔罐时室内须保持温暖，尤其对需宽衣暴露皮肤的患者应令其避开风口，以免受凉感冒。

（2）选择好拔罐部位或穴位，一般以肌肉丰满、皮下组织充实及毛发较少的部位进行拔罐为佳。

（3）拔罐时嘱咐患者不要移动体位，以免罐体脱落。拔罐使用罐体

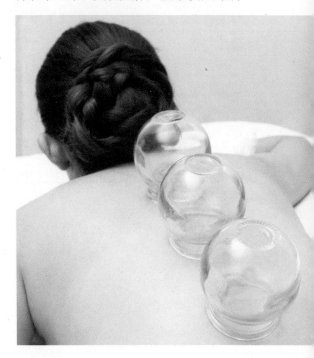

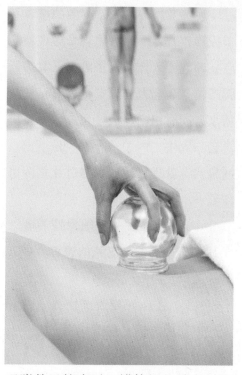

吸附数目较多时，罐体间的距离不宜太近，以免罐体互相牵拉皮肤产生疼痛或拉伤，或因罐体间互相挤压而致罐体脱落。

（4）前一次拔罐部位痧斑斑块未消失之前，不宜再在原处拔罐。

（5）病情重、病灶深及疼痛性疾患，拔罐时间宜长；病情轻、病灶浅及麻痹性疾患，拔罐时间宜短；拔罐部位肌肉丰厚，如背部、臀部、大腿部，拔罐时间宜长；拔罐部位肌肉薄，如头部、胸部、上肢部，拔罐时间宜短。气候寒冷时拔罐时间可适当延长，天热时则可相应缩短。

（6）起罐后皮肤局部潮红、瘙痒，

不要乱抓，可涂抹刮痧拔罐润肤增效乳或油，经几个小时或数日即可消除。

（7）随时观察患者情况，区分正常反应和异常反应，如遇异常紧拉、疼痛或严重不适，应立即调整负压（拉动罐体底部排气阀门杆稍放一点气减压即可）或起罐重新吸附。

（8）过度疲劳、饥饿、大渴、醉酒者应让患者休息、饮食、饮水、酒醒后再行拔罐；对疼痛过度敏感者应用轻手法（即使用留罐、走罐手法时吸附皮肤不宜太高或尽量用闪罐手法）。

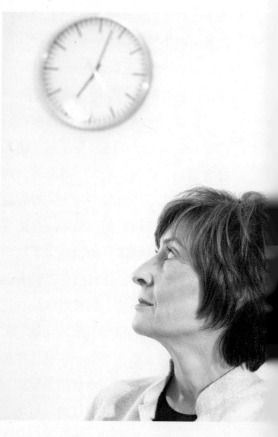

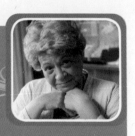

刮痧疗法是临床上比较常用的治疗方法，特别是在不能及时用药或不能采用其他治疗方法时，更能体现出它独特的治疗作用。

刮痧疗法

痧症的起因与表现

"痧"是民间的习惯叫法。一方面是指"痧"疹征象：即皮肤出现红点如粟，以指循皮肤，稍有阻碍的疹点，是疾病在发展变化过程中，反映在体表皮肤的一种表现。另一方面是指痧症，又称"痧胀"和"痧气"，它不是一种独立的病，而是一种毒性反应的临床综合征。临床上许多疾病都可以出现痧象，痧是许多疾病的共同症候，故有"百病皆可发痧"之说。

◆ **痧的定义及范围**

痧有广义与狭义的两种解释：

1. 广义的痧：身体上所有的疾病与不适，皆为痧症。痧为一种淤结，是机体内处在不平衡的状态。

人的身体由无数微小细胞组织而成，每一细胞与细胞间均有血管神经、经络的联系，当人体的机能有障碍时，气、血、风、火、湿、食等即因无法正常运作而凝滞、淤塞，即为痧症。

2. 狭义的痧：痧症所包括的范围很广，现存中医古籍中有关痧症的记载涉及内、外、妇、儿等各种疾患，共有一百多种。其重要的例如"角弓反张痧"即现代所谓的破伤风，"坠肠痧"即腹股沟斜痧，"倒经痧"即代偿性月经，"胎前痧"即指产前胎动不安，"产后痧"指产后发热，"膨胀痧"拟似腹水，"盘肠痧"即为肠梗阻，"头疯痧"即偏头痛，"缩脚痈痧"就是急性阑尾炎等等，可谓名目繁多，不过归纳起来，不外乎以下几类。

（1）以患者呼叫声定名的，如喜鹊痧、鹅痧、鸭痧、母猪痧等。

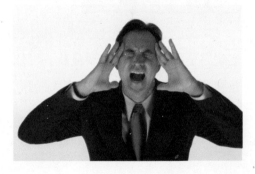

（2）以病因定名的，如寒痧、热痧、暑痧、风痧等。

（3）以症状定名的，如青筋痧、落弓痧、鹰爪痧、噤口痧等。

（4）以症状部位定名的，如盘肠痧、穿膈痧、脘痛痧、缩脚痧、蛔结痧和绞肠痧、坠肠痧等。

痧症的起因

1. 广义痧症的起因：广义痧症的起因，从中医观点来看，可分内因和外因两个方面。内因是机体内虚，正气不足，引起抵抗力减弱而发病；外因是秽浊、疠气之邪乘虚侵入机体，使机体气血阻滞，气机运动失常而发病。

2. 狭义痧症的起因：古籍中有记载，认为痧症主要是由风、湿、火三气相搏而成的，天有八风之邪，地有湿热之气，人有饥饱劳逸。夏秋之际，风、湿、热三气盛，人若劳逸失度，则容易感邪，而患痧症。

痧症的症状表现

广义的痧症即慢性痧症，其外在症状亦是各种病症的主要症状，可依各种病症的病理因素，刮拭有关经脉、穴道、反射区之反应，而了解其深、浅、新、旧程度。狭义的痧症，主要症状则有：

1. 胀累感：患者全身有胀累感觉，这种感觉经用手拍击或揉动后，会感到轻松。

2. 麻栗感：患者全身有阵发性发麻，同时皮肤有不寒而栗的感觉。

3. 痧筋（青筋）：由于痧毒阻滞气血，使气血循环不畅，常引起舌底下、喉结旁、乳部、双手肘窝、双足窝等处，皮下静脉淤血曲张，其中以舌底静脉淤血曲张最明显。

4. 嗝灰碱气：患者常嗝出像草木灰水般的碱性气味，也称嗝痧气，这是患者胃酸减少的表证。

5. 舌质灰蓝：由于痧毒侵入血液中，造成舌体毛细静脉淤血，因此舌质呈现灰蓝色。除此之外，痧症患者常伴有厌食、放臭屁或大便恶臭、脉象与症状不相符合等现象。

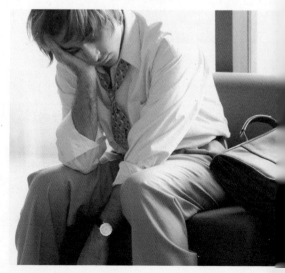

刮痧的治病机理

◆ 中医学理论

1. 调和阴阳：正常情况下，人体保持着阴阳相对平衡的状态，当七情六欲以及跌仆损伤等致病因素使阴阳的平衡遭到破坏时，就会导致"阴胜则阳病，阳胜则阴病"等病理变化，从而产生"阳盛则热，阴盛则寒"等临床症候。采用刮痧疗法可以调节阴阳的偏盛偏衰，使机体重新恢复"阴平阳秘"的状态，达到治病的目的。

2. 扶正祛邪：扶正就是扶助抗病能力，祛邪就是祛除致病因素。疾病的发生、发展及其好转的过程，也就是正气与邪气相互斗争的过程。若正能胜邪，则邪退正复，疾病痊愈，若正不敌邪，则邪进正虚，疾病恶化。刮痧治病时根据正邪盛衰的情况，采用不同的补泻手法而发挥其扶持人体正气、祛除病邪的作用。

3. 疏经通络：经络是气血运行的通道，内溉脏腑，外濡腠理，以维持人体的正常生理功能。《灵枢·经脉》篇中就有"经脉者，所以决死生，处百病，调虚实，不可不通"的论述。若经络不通，则气血不和，就会导致疾病的发生，故中医有"不通则痛，

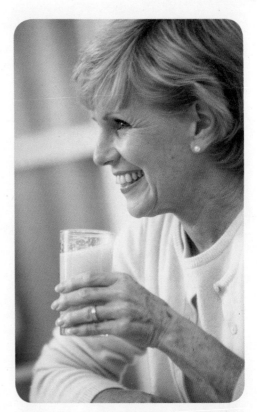

不痛则通"之说。刮痧疗法通过反复刮拭病变部位就可以取得"通其经脉，调其气血"的作用。

◆ 现代医学理论

1. 促进新陈代谢：据研究发现，刮痧会使血液和淋巴液的循环增强，使肌肉和末梢神经得到充分的营养，从而可促进全身的新陈代谢。

2. 保持镇静：对循环、呼吸中枢具有镇静作用。

3. 增强免疫力：刮痧直接刺激末梢神经，能调节神经、内分泌系统，对细胞免疫力具有增强作用，从而可

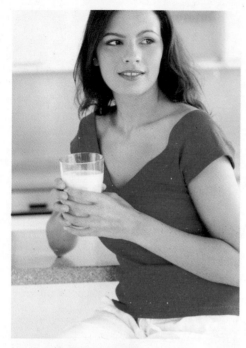

增进人体的防御机能。

4. 增强身体应激能力：刮痧可使局部组织血液循环加快、新陈代谢旺盛、营养状况改善、血管的紧张度与黏膜的渗透性改变、淋巴循环加速、细胞吞噬作用增强。由于刮痧局部所出的淤血，导致溶血现象。溶血也是一个延缓的良性弱刺激过程，不但可以刺激免疫机能，使之得到调整，还可以通过向心性神经作用于大脑皮质，继续起到调节大脑的兴奋与抑制过程及内分泌系统的平衡。整个反应过程在对正常生理无异常影响的情况下，使机体的防御应激能力增强，使病理过程好转，甚或完全抑制病理过程。

刮痧的施治器具

▶ 刮痧器具

1. 苎麻：一般选取已成熟的苎麻，剥皮晒干后，摘去枝叶，用根部较粗的纤维，捏成一团。刮时，术者用右手拿着苎麻团，在清水或植物油里蘸湿，在病人的特定部位刮抹，边蘸水或油边刮，直到刮出大量紫黑色的痧斑为止。此法现已很少使用，但在一些偏僻地区，一时找不到其他工具时，其仍不失为应急之措施。

2. 八棱麻：取八棱麻茎叶，洗净，放在锅里炒软（不能放油炒），挤去汁，布包裹后刮之。多用于小儿娇嫩皮肤和成年人的胸腹部。

3. 小蚌壳：小蚌壳要选取边缘光滑或磨成钝缘的。刮时，施术者用右手持蚌壳边蘸水或植物油，在病人身体的特定部位上刮抹，以刮出紫黑色的痧点为止。

4. 硬币：取材比较方便，一般选取边缘较厚（边缘太薄，较锋利，易刮破皮肤）而没有残缺的大铜钱或铜板1枚。刮法与小蚌壳相同。

5. 铜勺柄：选取边缘较厚且光滑的小铜勺柄1只。刮法同小蚌壳刮法。

6. 瓷碗、瓷酒杯：选取边缘较厚

且光滑无破损者，用其缘。刮法同小蚌壳刮法。

7.瓷汤匙：选取边缘光滑且无破损的汤匙，用其缘。刮法同小蚌壳刮法。

8.药匙（医院药房取药片、药粉用具）：此匙也是较理想的刮痧工具。

9.有机玻璃纽扣：取材方便、清洁消毒处理容易，但应选取边缘光滑、较大的纽扣，便于捏拿。刮法同小蚌壳刮法。

10.棉纱线、头发：此种常用于刮拭头面部和婴幼儿皮肤。用适量的棉纱线或头发捏成一团，蘸植物油，从上至下刮之、抹之、擦之。

11.特制刮痧板：系选用具有清热解毒作用且不导电、不传热的水牛角为佳，在几何形状上，做成不同的边、弯、角及不同厚薄，施于人体，对各部位能曲尽其妙。

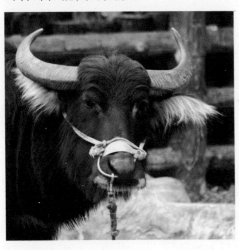

12.其他器皿：小酒杯或小茶盏，用来盛装刮痧介质。

● 刮痧介质

为了减少刮痧时的阻力，避免皮肤擦伤和增强疗效，在施用刮痧时常使用某些介质作为刮痧工具与人体表面之间的润滑剂。常用的介质有以下几种。

1.特制刮痧剂：系由多种纯中药加工而成的专用刮痧介质，具有活血行气、疏经通络、排毒祛淤、消炎止痛、调节经络、脏腑阴阳平衡等功效。

2.水剂：常用凉开水，在发热时可用温开水或白酒。

3.油剂：常用香油或其他植物油。

此外，还应备一些75%的酒精，消毒棉签等，必要时用于皮肤消毒。

刮痧的操作手法

● 刮痧方法的分类

刮痧方法包括刮痧法、撮痧法、挑痧法和放痧法。

1.刮痧法：刮痧法是用铜钱、瓷匙、硬币、纽扣、刮痧板等钝缘面蘸刮痧介质后，在患者体表的特定部位反复刮拭、摩擦。是刮痧法中最常用的一种方法。

根据临床应用不同，又分为直接刮和间接刮两种。

（1）直接刮法。首先让病人取坐位或俯伏在椅子或桌子上，背对术者，用热毛巾擦洗病人准备被刮部位的皮肤，均匀地涂上刮痧介质。施术者用右手持刮痧工具，先在病人颈项正中凹陷处刮抹，刮出一道长形紫黑色痧点，然后再让病人取俯卧位，在脊椎正中刮一道，再在肩胛下左右后背第 7～9 肋间隙处各刮一道，以刮出紫黑色淤点为止。

如刮完上述几处，病人自觉症状减轻，可于脊柱棘上下各加刮 1～2 道，则收效更大。

（2）间接刮法。先在病人要刮部位上放一层薄布类物品，然后再用刮痧工具在布上进行刮痧，称为间接刮痧法。它除了具有刮痧功效外，还具有保护皮肤的作用。此法主要用于 3 岁以下小儿、高热或中枢神经系统感染开始出现抽搐者。具体方法：于刮痧前先在刮痧部位放上干净的手绢（或大小适当、洁净柔软的布一块），用消毒好的刮痧工具在手绢或布上面以每秒钟 2 次的速度，朝一个方向快速刮拭，每处可刮 20～40 次。一般刮 10 次左右，掀开手绢检查一下，如皮肤出现暗紫色即停止刮拭，换另

一处。如果病人闭眼不睁、轻度昏迷和高热不退，可加刮两手心；两足心及第七颈椎上下左右四处，每处加刮至 100 次左右。

2. 撮痧法：又称"抓痧法""捏痧法"，是施术者用手指撮、扯、拧、提、点揉病人体表的一定部位，用以治疗疾病的方法。撮痧的方法较多，根据不同的手法大致可分为；挟痧法、扯痧法、挤痧法及点揉法等。

（1）挟痧法（又称"揪痧法"）。施术者五指屈曲，用食、中指的第二指节对准撮痧部位，把皮肤与肌肉挟起，然后松开，这样一挟一放，反复进行，并连连发出"巴巴"声响。在同一部位可连续操作 6～7 遍，这时被挟起的部位就会出现痧痕。

（2）扯痧法。施术者用大拇指与食指用力扯提患者的撮痧部位，使小血管破裂，以扯出痧点来。主要应

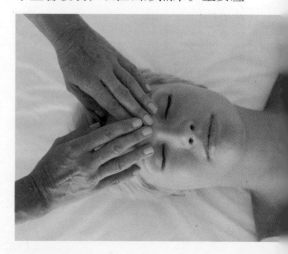

用部位在头部、项背、颈部、面额的太阳穴和印堂穴。

（3）挤痧法。施术者用两手食、拇指或单手食、拇两指，在疼痛的部位，用力挤压，连续挤出一块块或一小排紫红痧斑为止。

（4）点揉法。严格来讲，点揉法属于按摩手法而不属于刮痧手法，但在实际工作中点揉法常与刮痧法配合应用，一方面可弥补刮痧疗法的不足，另一方面还可起到增强疗效的作用，故作简单介绍。点揉法是指用手指在人体的一定部位或穴位上进行点压，同时做圆形或螺旋形的揉动，是点压与指揉的复合手法。其操作要领是施术者的拇指或食指、中指指端按压在穴位或某部位上，力用于指端，着力于皮肤和穴位上，由轻到重，由表及里，手腕带动手指灵活揉动，频率50～100次/分，要持续一定时间，通常为3～5分钟，以患者感觉酸胀和皮肤微红为度。结束时则应由重到轻，缓慢收起。注意力量不宜过大过猛，揉动时手指不能离开皮肤。此法具有散淤止痛、活血通络、解除痉挛等作用。在刮痧治疗中，主要用于头面部、腹部、肢体关节部及手足部。

3. 挑痧法：也称"挑痧疗法"，是施术者用针刺挑病人体表的一定部

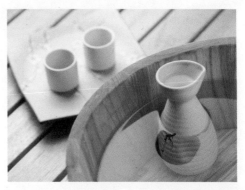

位，以治疗疾病的方法。本法主要用于治疗暗痧、宿痧、郁痧、闷痧等病症。

挑痧前须准备75%的酒精、消毒棉签和经过消毒处理的三棱针或缝衣针1枚，或9～16号注射针头1个。施术者先用棉签消毒局部皮肤，在挑刺的部位上，用左手捏起皮肉，右手持针，轻快地刺入并向外挑，每个部位挑3下，同时用双手挤出紫暗色的淤血，反复5～6次，最后用消毒棉球擦净。

4. 放痧法：又称"刺络疗法"，它与挑痧法基本相似，所不同的是：此法刺激性更强烈，多用于重症急救。方法是施术者用消毒好的三棱针、陶针、缝衣针、注射针头或毫针快速点刺皮肤血脉，以治疗疾病。通过放痧，可使血流加速，淤血和痧毒从血液里放出，病情迅速好转，生命恢复正常。放痧法具有清泄痧毒、通脉开窍、急救复苏等功效。本法主要用于治疗各种痧病重症和痧毒淤积阻滞经脉的病

症。此法又分速刺与缓刺。

（1）速刺。速刺入 0.5 ~ 1 分深，然后挤出少量血。用于刺十宣、人中、金津、玉液等穴。

（2）缓刺。缓缓刺入 0.5 ~ 1 分深，然后缓缓退出，适于肘窝、窝及头面等部位。

● 刮痧的操作方法

1. 根据病人所患疾病的性质与病情，选择合适的体位，并确定治疗部位，尽量暴露，用毛巾擦洗干净，也可用75%的酒精擦拭消毒，以防感染。

2. 一般右手持拿刮痧工具，灵活利用腕力、臂力，切忌生硬用蛮力，硬质刮具的钝缘与皮肤之间角度以

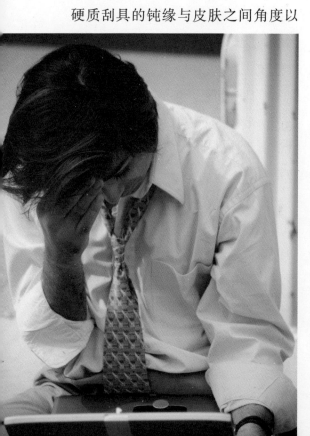

45°为宜，切不可成推、削之势。

3. 用力要均匀、适中，由轻渐重，不可忽轻忽重，以能耐受为度，刮拭面尽量拉长。

4. 刮痧时要顺一个方向刮，不要来回刮，以皮下出现微紫红或紫黑色痧点、斑块即可。应刮完一处之后，再刮另一处；不要无序地东刮一下，西刮一下。

5. 作为疾病的治疗，一般都要蘸取刮痧油，一边刮拭，一边蘸油。初次刮痧，不可一味强求出痧。

6. 保健刮痧和头部刮治，可不用刮痧润滑油，亦可隔衣刮拭，以自己能耐受为度。

7. 任何病症，宜先刮拭颈项部，再刮其他患处。一般原则是先刮头颈部、背部，再刮胸腹部，最后刮四肢和关节。关节部位应按其结构，采用点揉或挤压手法。

8. 如刮取头、额、肘、腕、膝、踝及小儿皮肤时，可用棉纱线或头发团、八棱麻等刮擦之。腹部柔软处，还可用食盐以手擦之。

9. 刮拭方向，一般原则是由上而下、由内而外顺序刮拭。头部、背部，由上而下；上肢、下肢由上而下；面部、胸部由内而外；腹部由上而下。

10. 刮完后，擦干水渍、油渍。

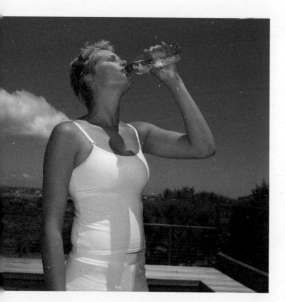

让病人穿好衣服，休息一会儿，再适当饮用一些姜汁、糖水或白开水，会感到异常轻松和舒畅。

11.一般刮拭后，2～3天内患处会有疼痛感，此属正常反应。

12.刮痧时限与疗程，应根据不同疾病的性质及病人体质状况等因素灵活掌握。一般每个部位刮20次左右，以使病人能耐受或出痧为度。每次刮治时间，以20～25分钟为宜。初次治疗时间不宜过长，手法不宜太重。第二次应间隔5～7天或患处无痛感时再实施（一般需5～7天），直到患处清平无斑块，病症自然就痊愈了。通常连续治疗7～10次为1疗程，间隔10天再进行下个疗程。如果刮拭完成2个疗程仍无效者，应进一步检查，必要时改用其他疗法。

刮痧的补泻手法

"虚者补之，实者泻之"，这是中医治疗的基本法则之一。"补"和"泻"是两种作用相反的对立面，但又相互联系。它们共同的目的都是调节阴阳平衡，增强人体的正气。所以补与泻之间的关系是对立统一的关系。

从表面上看，刮痧疗法虽无直接补泻物质进入或排出机体，但依靠手法在体表一定部位的刺激，可起到促进机体功能或抑制其亢进的作用，这些作用的本质是属于补与泻的范畴。

刮痧疗法的补泻作用，取决于操作力量的轻重、速度的急缓、时间的长短、刮拭的方向以及作用的部位等诸多因素，而上述动作的完成，都是依靠手法的技巧来实现的。

1.一般来说，凡刺激时间短、作用浅，对皮肤、肌肉、细胞有兴奋作用的手法称为"补法"；凡刺激时间长、作用较深，对皮肤肌肉组织有抑制作用的手法称为"泻法"。

2.凡作用时间较短的轻刺激手法，能活跃兴奋器官的生理机能，谓之"补法"；作用时间较长的重刺激，能抑制脏器的生理机能，谓之"泻法"。

3.凡操作速度较慢的称之为"补

法"；操作速度较快的称之为"泻法"。

4.介于"补法"与"泻法"二者之间的称为"平补平泻"。

由上所述可知，在刮痧治疗中，若能首先仔细辨证，然后根据"扶正祛邪"或"祛邪存正"的原则，恰当采用"补法"或"泻法"，必能充分发挥刮痧的治疗作用，收到事半功倍的疗效。

刮痧的施治范围及其注意事项

选穴原则

1.局部取穴：根据所有穴位都能治疗其所在局部疾病的作用，以及有些还可治其附近器官和组织疾病的特点，在某一部位发生疾病，既可取其局部亦可取其附近的穴位进行治疗。如肘部病变取曲池治疗。此外，阿是穴便是局部取穴中最典型的一种。

2.循经取穴：首先要诊察清楚病变属于哪一经络，哪一脏腑，然后即可循经取其有关经络的四肢部位的俞穴（多为肘膝以下的俞穴）。这种方法多用于头面、躯干、内脏的疾患。

3.按神经分布取穴：按照脊神经及其所形成的神经丛、神经干的分布区域，躯干、内脏或四肢有病时，可选用相应节段的夹脊穴以及某些分布在躯干部神经干通路上的穴位来治疗。

4.对称取穴：即在与病变相对称的部位选其相应点。如左肘痛，选右肘部位相应点或膝部相应部位的穴位。这种方法常用于肢体疼痛性疾患。

刮痧时间

1.泻刮或平补平泻手法进行刮痧，每个部位一般刮拭时间为3 ~ 5分钟。

2.补刮手法进行刮痧，每个部位刮拭时间为5 ~ 10分钟。

3.通常一个患者，选3 ~ 5个部位。对一些不出痧或出痧较少的患者，不可强求出痧。

4.还应根据患者的年龄、体质、病情、病程以及刮痧的施术部位而灵活掌握刮拭时间。

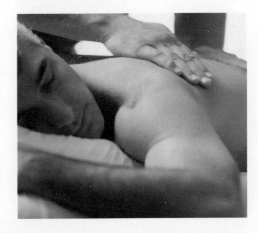

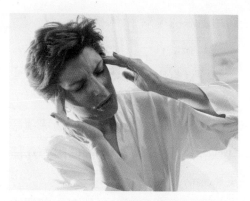

刮痧次数

两次刮痧的时间需间隔 3 ~ 6 天，以皮肤上痧退（即痧斑完全消失）为准。一般 3 ~ 5 次为 1 疗程。

刮痧后的处理

刮痧后一般不需特殊处理。用干净手纸或毛巾将刮拭部位刮痧疏经活血剂拭干即可。亦可用手掌在刮拭部位进行按摩，使活血剂被皮肤充分吸收，可增加疗效。刮痧出痧后最好让患者饮一杯温开水（最好为淡糖盐水），休息 15 ~ 20 分钟即可离开。

刮痧正常反应及不良情况的处理

1. 正常反应：刮痧后皮肤表面出现红、紫、黑斑或疱的现象，临床上称为"出痧"，是一种正常刮痧治疗反应，数天即可自行消失，毋须作特殊处理。刮痧，尤其是出痧后 1 ~ 2 天出现被刮拭的皮肤部位轻度疼痛、发痒、虫行感、自感体表冒冷、热气、皮肤表面出现风疹样变化等情况，均是正常现象。

2. 异常反应（晕刮）及处理：如在刮痧过程中，患者出现头晕、目眩、心慌、出冷汗、面色苍白、四肢发冷、恶心欲吐或神昏扑倒等晕刮现象，应及时停止刮拭，迅速让患者平卧，取头低脚高体位。让患者饮用一杯温糖开水，并注意保温。迅速用刮痧板刮拭患者百会穴（重刮），人中穴（棱角轻刮）、内关穴（重刮）、足三里（重刮）、涌泉穴（重刮）。静卧片刻即可恢复。

对于晕刮应注意预防。如初次接受刮痧治疗、精神过度紧张或身体虚弱者，应做好解释工作，消除患者对刮痧的顾虑，同时手法要轻。若饥饿、疲劳、大渴时，不要对其刮痧，应令进食、休息、饮水后再予刮拭。医者在刮痧过程中要精神专注，随时注意病人的神色，询问病人的感受，一旦有不适情况应及时纠正或及早采取处理措施，防患于未然。

实施刮痧时应注意的事项

1. 治疗室内保持整洁、安静、空气流通、光线充足、温度适宜、冬暖夏凉，不让人流汗、发冷。

2. 医者的指甲要剪平，治疗前后

均用温水洗净双手。

3. 临诊者一定要做出正确诊断，在操作过程中手法要准确，轻重要适宜，以免增加患者的痛苦。

4. 操作前应在刮痧部位涂抹刮痧膏或乳液等，以减少摩擦的阻力，使皮肤光滑。

5. 室内墙壁可以悬挂刮痧区的详细位置图，以提高患者的兴趣与了解。

6. 对老年人或儿童的刮痧，切记不要太用力。

7. 颈部、腋下、腰际等处均有淋巴散布，操作手法宜轻揉松放，切勿强力牵拉，以免引起淋巴回流障碍或损伤经脉，造成不良后果。

8. 患严重糖尿病、肾脏病、心脏病的人，每次进行刮痧的时间，应在15分钟之内完成，时间不宜太长。

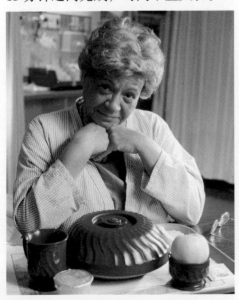

9. 刮痧时肩膀下垂不着力，心情轻松毫无杂念，手上戴的物件，如手表、手链等都取下来，背脊伸直，眼睛看着患者面部，注意其表情变化。

10. 当刮拭部位比刮痧前更加痛楚时，则是因为血液循环已经排除了障碍，此时，请勿放弃刮痧。

11. 刮拭结束后，嘴巴会感到干渴，应喝一两杯凉开水，或在开水中加少许盐饮用。

12. 患病严重者刮痧时如有血丝、血块出现，切记这是一个好现象，可继续刮痧，约1～2周之间，会有发烧的状况，这也是良性反应，显示身体已有抵抗力。

13. 偶有刮痧几次之后，腿部会出现小红斑点、湿疹或疮口，表示有些毒素已经由这些开口排出体外，其排出部位与内脏病变有互动关系。

14. 有睡觉的意欲，打呵欠，出虚恭，眼垢多，流鼻水，身体恶臭，在想不到的地方会产生酸麻和疼痛感觉……上述现象都是刮痧后产生效果时的必然反应，这是好现象，依据病理反应，持续地刮痧下去，一定会有好的效果。

15. 每次刮痧的时间，以30分钟之内施行完毕为佳，最长不要超过50分钟。

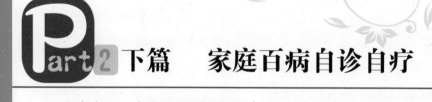

Part 2 下篇　家庭百病自诊自疗

通常来说，有病应去医院治疗。然而，在日常生活中，应该懂得一些家庭疗法，比如针灸治疗、拔罐治疗等。这些传统疗法虽然古老，但对一些常见病有奇效，同时也是日常保健的方式。本章针对各类病症，分别给出了相应的治疗方法，天长日久，每个患者都能成为自己的医生。

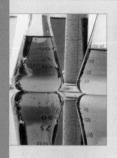
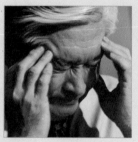
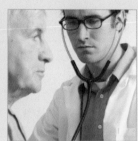
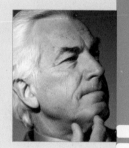

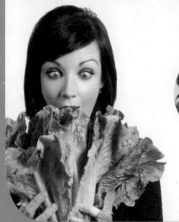

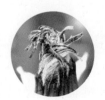

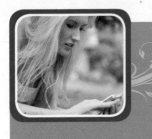

针 灸

针灸主要是通过针刺穴位经络，调节气血，调和阴阳来治愈疾病，可广泛用于内、外、妇、儿、五官等多种科类病证的治疗和预防。

咳嗽

咳嗽是机体对侵入气道的病邪的一种保护性反应，前人以有声无痰称咳，有痰无声为之嗽。临床上二者常相见，通称咳嗽。约相当于西医所称急、慢性气管炎，支气管扩张，感冒以及部分以咳嗽为主的肺炎等疾病。

艾炷灸

【取穴】天突、列缺、中脘、足三里。

【操作】按艾炷灸常规法操作。每次每穴灸 10 ～ 20 分钟，每日灸 1 次，5 ～ 7 次为 1 疗程。

瘢痕灸

【取穴】大椎、风门、肺俞、天突、膻中。

【操作】按瘢痕灸常规操作进行施治。多在缓解期进行，一般均在夏季伏天灸治。每次每穴灸 5 ～ 9 壮，隔日 1 次，3 次为 1 疗程，每年灸 1 疗程。如用于发作期治疗，每次可选 2 ～ 3 个穴位，每穴灸 6 壮左右，或据病情灵活掌握。

隔物灸

【取穴】大椎、肺俞、定喘、天突、膏肓俞。

【操作】按照艾炷隔姜灸常规操

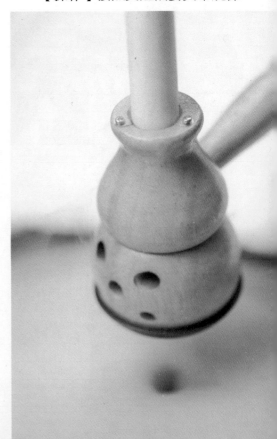

作进行，每穴每次灸 5 ~ 7 壮，一般每日或隔日施灸 1 次，也可 1 日灸治 2 次，5 ~ 7 次为 1 疗程。

● 艾卷温盒灸

【取穴】①肺俞、膏肓俞、脾俞、膻中；②定喘、风门、肾俞、天突。

【操作】按艾卷温盒灸法常规进行施灸。两组穴位交替应用，每日灸治 1 ~ 2 次，每次每穴灸 10 ~ 15 分钟，5 次为 1 疗程。

● 敷灸

【取穴】风门、肺俞、膏肓俞，或上背部肩胛间区。

【操作】取生白芥子末适量，用清水或生姜汁调成糊状，贴敷于穴位或上背部肩胛间区，每次敷灸 30 ~ 60 分钟，每日或隔日 1 次，3 次为 1 疗程。

● 灯火灸

【取穴】定喘、内关、膻中、肺俞、大椎。

【操作】按照明灯爆灸法常规操作。每穴灸 1 壮，每天施灸 1 次，连灸 5 ~ 7 次为 1 疗程。

● 太乙神针法

【取穴】天突、膻中、肺俞、灵台、丰隆。

【操作】按太乙神针法操作施术。在穴位上覆盖棉纸 7 ~ 10 层，或棉布 5 ~ 7 层（禁用化纤织品），将太乙神针一端点燃，待燃旺后以右手拇指、食指、中指挟持艾条，隔着纸或布实按在穴位上施灸，当病人感到灼热疼痛时即迅速提起；若艾火熄灭，可重新点燃，也可用数根点燃后交替用。如此反复施灸，每穴施灸 5 ~ 10 次，每日 1 次。

肺结核

肺结核是由结核杆菌引起的发生于肺部的慢性传染病。中医学称为"肺痨""痨瘵"。

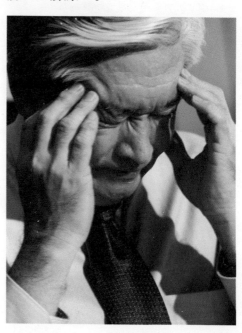

· 艾炷灸

【取穴】肺俞、膏肓、大椎、关元、脾俞、肾俞。

【操作】按照艾炷灸法常规进行施术。每穴3～5壮，隔日1次。

· 瘢痕灸

【取穴】肺俞、膏肓、大椎、阴郄、足三里、涌泉。

【操作】按艾炷瘢痕灸法常规施术，每次选3个穴位，每穴灸7～10壮。

· 艾卷灸

【取穴】肺俞、膏肓、大椎、阴郄、足三里、涌泉。

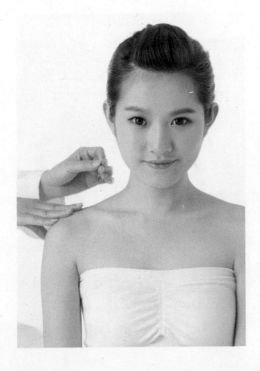

【操作】按艾卷温盒灸法常规施术。每次选3个穴，每穴每次灸15～20分钟，每日或隔日灸治1次，10次为1疗程，疗程间隔7～10天。

· 隔物灸

【取穴】肺俞、膏肓、大椎、阴郄、足三里、涌泉、腰眼、关元、肾俞。

【操作】按艾炷隔姜灸法常规操作。每次选用1～3个穴位，每穴每次灸3～10壮，每日或隔日灸治1次，10次为1疗程。疗程间隔7～10天。

· 敷灸

【取穴】风门、肺俞、心俞、膏肓。

【操作】白芥子适量，炒黄，研细成末，用米醋调成糊状。取白芥子膏2克，摊于直径3～4厘米的膏药中心，贴敷穴位上，每次选1对穴，诸穴交替贴敷。一般贴1～3小时，局部有烧灼感即取下，当时局部皮肤发红、发痒，继而可能出现小水泡，每对穴5天贴敷1次，共治疗3个月。

· 灯火灸

【取穴】肺俞、膏肓、足三里、尺泽。

【操作】采用阴灯灼灸法，每天施灸1次，20天为1疗程。

胃痛

又称胃脘痛。是以胃脘部近心窝处经常疼痛为主症。引起本病的主要原因有：饮食失调、情志刺激、劳累受寒、脾胃不健等。本病与西医学急、慢性胃炎、胃及十二指肠溃疡、胃痉挛、胃神经官能症、胃黏膜脱垂等相类似。

艾炷灸

【取穴】足三里、中脘、胃俞、脾俞。

【操作】按艾炷灸法常规操作。每穴灸 5 ~ 7 壮，隔日 1 次，10 次为 1 疗程。

艾卷灸

【取穴】中脘、胃俞、脾俞、梁门、足三里。

【操作】按艾卷温盒灸法操作。每穴每次灸 10 ~ 15 分钟。每日灸 1 ~ 2 次，7 日为 1 疗程。

温灸

【取穴】上脘、中脘、天枢、神阙、脾俞、胃俞、足三里、关元。

【操作】按温盒灸法常规施术。每天选 2 ~ 4 穴。每次灸治 15 ~ 20 分钟，每天灸治 1 次。

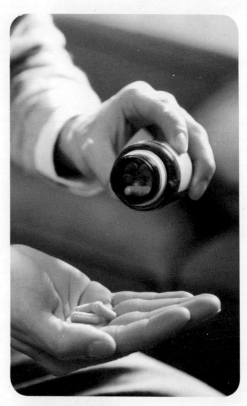

隔物灸

【取穴】中脘、天枢、气海、内关、足三里、神阙。

【操作】按艾炷隔姜灸常规施术，每次选用 2 ~ 4 个穴位，每穴每次施灸 5 ~ 7 壮，艾炷如枣核大，每日灸治 1 ~ 2 次，5 ~ 10 次为 1 疗程。

灯火灸

【取穴】中脘、内关、大陵、期门、足三里。

【操作】按明灯爆灸法施灸。每穴灸 1 壮，每天施灸 1 次，5 ~ 7 天为 1 疗程。

敷灸

【取穴】胃俞、章门、梁丘、阿是穴。

【操作】每次选 1 ~ 2 穴用大蒜加红糖少许（约 1/10）捣烂，敷于穴上，局部发红或有灼热感时去掉，10 次为 1 疗程。

胃下垂

胃下垂是指在站立时，胃下缘达盆腔，胃小弯弧最低点降到髂嵴连线以下的病症，多见于体瘦、肌肉不发达者。病久者，可同时伴有其他脏器下垂现象。本病多见消化不良症状。

艾炷灸

【取穴】梁门、中脘、关元、气海、足三里。

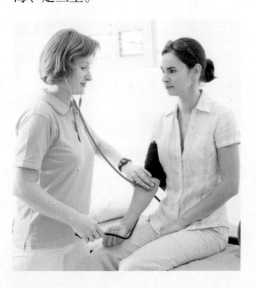

【操作】按艾炷常规操作。每日施灸 2 次，每穴 5 ~ 10 壮，10 天为 1 疗程。

艾卷灸

【取穴】百会、足三里、关元、脾俞、胃俞、中脘。

【操作】按艾卷温盒灸常规施术。每次选用 2 ~ 4 个穴位，每穴每次灸治 15 ~ 30 分钟，每日施灸 1 次，10 次为 1 疗程。疗程间隔 5 ~ 7 天。

温灸

【取穴】百会、足三里、关元、脾俞、胃俞、中脘。

【操作】按温和灸法常规施灸。每次选用 3 ~ 5 穴，多取俞穴，每次灸治 15 ~ 30 分钟，10 次为 1 疗程。疗程间隔 5 ~ 7 天。

敷灸

【取穴】百会、鸠尾。

【操作】取附子 24 克，蓖麻子仁 10 克，五倍子 18 克共捣烂，敷于百会及剑突处鸠尾穴。

呕吐

呕吐是由于胃失和降，气逆于上，饮食和痰涎等胃内容物经由口而出的

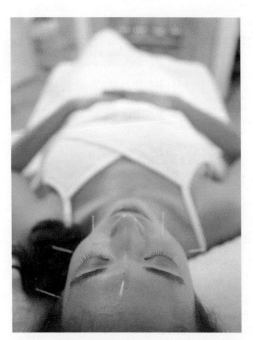

病症。呕吐常见于西医学中的神经性呕吐、胃炎、幽门痉挛或梗阻、胰腺炎、某些急性传染病等。

艾炷灸

【取穴】内关、中脘、足三里、公孙。

【操作】按艾炷隔姜灸常规操作。隔日灸1次，每次3～5壮，10次为1疗程。

艾卷灸

【取穴】选穴分两组。①组：中脘、上脘、足三里；②组：脾俞、胃俞、内关。

【操作】两组穴位交替使用，采用艾卷温盒灸法操作。每穴每次灸治

10～30分钟，每天1次，6次为1疗程。

温灸

【取穴】中脘、足三里（双）、胃俞、内关（双）。

【操作】采用针上加灸法施术，每次灸治20分钟，每天1次，6次为1疗程。

灯火灸

【取穴】前胸及剑突下部位。

【操作】先用75%的酒精药棉在胸前及剑突下揉擦须臾，揉擦部位即可出现皮肤异点数颗，从上至下逐点爆灸。操作时左手持有方孔古币一枚按于穴位上；右手持粗灯芯草一根，蘸以茶油或菜油，以尖端在酒精灯上点燃。趁火势炎炎之际，对准币眼的穴位上迅速灼灸，当灼及皮肤时，发出"啪"的声响，叫做1壮，每穴每次只灸1壮。

敷灸

【取穴】中脘、膻中、期门（双）。

【操作】取胡椒10克，绿茶3克，酒曲2克，葱白20克共捣烂成糊状，分别摊于4块直径3厘米的圆形塑料布或油纸上，敷贴于上述各穴处，以胶布固定，每次敷贴6～12小时，每日1次。

呃逆

呃逆是指气逆上冲，喉间呃呃连声，声短而频，不能自制的一种病症。俗称打嗝，古称"哕"。本病多自寒邪、胃实、食滞、气郁，或中焦虚寒，或下元亏损，或重病大病之后正气衰弱而致。本病常见西医学胃、肠、肝胆、腹膜、食道、纵隔疾病引起的膈肌痉挛。

• 艾炷灸

【取穴】膈俞、内关、巨阙、行间、内庭。

【操作】按艾炷灸法施灸，每日灸 1 ~ 2 次，每次每穴灸 5 壮。

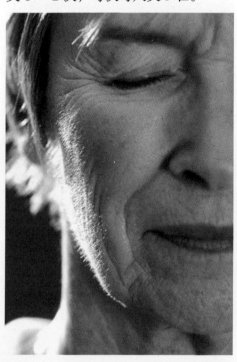

• 隔物灸

【取穴】中脘、膈俞、内关、神阙。

【操作】按艾炷隔姜灸常规施术。每次灸 5 ~ 10 壮，每天 1 次。

• 灯火灸

【取穴】天突。

【操作】取粗灯芯草 1 根，蘸以桐油或食油，在酒精灯上点燃，迅速在天突穴烧灸，当灸及皮肤时可听到轻微的"啪"声，灸后大部灯火即灭，灸灼部位可出现轻微的火灼焦点。

腹痛

腹痛是指胃脘部以下、耻骨以上部位发生的疼痛。引起腹痛的常见病因有情志刺激、饮食不节、寒温失调、虫积等。其基本病机为实邪内阻、气血壅滞，或气血亏虚、经脉失荣。腹痛大致包括现代医学的急、慢性胰腺炎，急、慢性肠炎，肠痉挛，胃肠神经官能症等。

• 艾炷灸

【取穴】中脘、神阙、天枢、足三里。

【操作】按艾炷灸法常规施术。每日施灸 1 ~ 2 次，每穴灸 3 ~ 5 壮。

隔物灸

【取穴】中泉穴（手背腕上部，即阳池与阳溪之间是穴）、关仪穴（膝盖骨外侧，稍凹陷处是穴）。

【操作】按隔药（生姜）灸法常规操作。每天1～2次，每次每穴灸5～10壮。

艾卷灸

【取穴】中脘、气海、神阙、足三里、阿是穴。

【操作】按太乙神针灸法常规操作。每日1次，每次每穴5～10分钟，7次为1疗程。

灯火灸

【取穴】中脘、内关、足三里。

【操作】采用明灯火爆灸法。每天施灸1次，每穴灸1壮。必要时可灸2次，但要避开原灸点，以免过度灼伤。

敷灸

【取穴】神阙、关元、天枢。

【操作】取药膏约5分硬币略大而稍厚，敷于上述穴位上，盖以纱布，胶布固定，每日1次。

腹泻

又称泄泻，是指排便次数增多，粪便稀薄，甚至如水样而言。多由湿邪所伤和内伤食滞所引起，其病变主要在肠、胃、脾。一年四季均可发病，多见于夏秋季节。它可包括西医学胃肠、肝胆、胰腺等某些病变引起的腹泻，如急慢性肠炎、肠结核、胃肠神经官能症、食物中毒等病症。

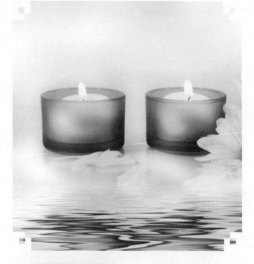

艾卷灸

【取穴】大肠俞（双）、关元、神阙、足三里（双）。

【操作】按艾条灸法常规操作。可先灸大肠俞（双）10分钟，然后再灸其余穴位各10分钟，每天1次。

艾炷隔物灸

【取穴】天枢、足三里、阴陵泉。

59

【操作】按隔药（姜）灸法操作。每日施灸2次，每次每穴灸3～5壮，10次为1疗程。

温灸

【取穴】神阙、中脘、天枢、脾俞。

【操作】按温盒灸法常规施灸。每次每穴施灸15～30分钟，每日灸1～2次，5～10次为1疗程，疗程间隔3～5天。

灯火灸

【取穴】天枢、中脘、足三里、阴陵泉。

【操作】采用明灯爆灸法施术。每天施灸1次，每穴灸1次，3～5天为1疗程。

腹胀

腹胀是指脘腹及脘腹以下的整个下腹部胀满的一种症状。多由饮食失节、起居失调、湿阻气滞、脾胃虚弱以及外伤、术后等原因引起。本病多见于西医学急、慢性胃肠炎，胃肠神经官能症，消化不良，腹腔手术后出现腹胀者。

隔物灸

【取穴】天枢（双）、上巨虚（双）。

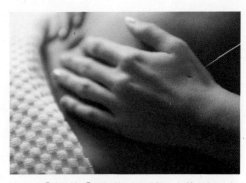

【操作】按艾炷隔物（药饼）灸法施术。将药饼置穴位上，上放艾炷点燃施灸，至局部皮肤微红充血以能忍耐为度。每日1～2次，灸治次数根据病情，轻者少灸，重者多灸。

艾卷灸

【取穴】胃俞、脾俞、中脘、天枢、足三里。

【操作】按太乙神针灸法施术。每天施灸1次，每次每穴5～10壮，10次为1疗程。

敷灸

【取穴】神阙。

【操作】将冰片0.2克研成细末，纳入脐中，用胶布固定，上用松节油适量热敷（或用热水袋热敷），每次30分钟，每日1换。

高血压病

高血压是指体循环动脉血压高于

19/12 千帕（140/90 毫米汞柱），是一个常见的临床表现。高血压病是指以动脉血压增高为主的临床综合征。属中医"眩晕""头痛"范畴。

艾炷灸

【取穴】足三里。

【操作】按艾炷瘢痕灸法常规施术。每穴连续灸 5 ~ 7 壮，灸至穴上能见到小泡为度，一般灸 3 ~ 5 次，血压可平稳下来。

艾卷灸

【取穴】神阙、涌泉。

【操作】按艾卷隔物（药饼）悬灸法灸治。取制成的药饼分别贴于上述穴位上，贴药后以胶布固定，再以艾条点燃悬灸 20 分钟，每日 1 次，10 次为 1 疗程。

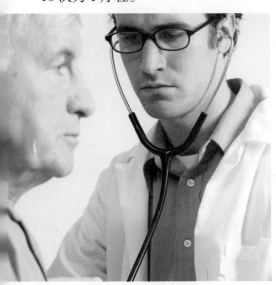

温灸

【取穴】足三里、涌泉、内关。

【操作】按温灸针上加灸法操作。每穴每次灸治 10 ~ 20 分钟，每日或隔日灸治 1 次，10 次为 1 疗程，疗程间隔 5 ~ 7 天。

灯火灸

【取穴】曲池、太冲，足三里、风池。

【操作】采用阴灯灼灸法施术。每天施灸 1 次，每穴灸 1 壮，10 天为 1 疗程。

敷灸

【取穴】神阙、涌泉。

【操作】按敷灸法常规施术。取眩晕糊 10 ~ 15 克，分别敷贴于穴位上，纱布覆盖，胶布固定，2 日一换，1 个月为 1 疗程。

冠心病

是指冠状动脉因发生粥样硬化而产生了管腔狭窄或闭塞导致心肌缺血缺氧而引起的心脏病。与中医学"胸痹""胸痛""真心痛""厥心痛"等病证相类似。

● 艾炷灸

【取穴】内关、膻中、心俞、关元、厥阴俞、足三里。

【操作】按艾卷温盒灸法常规操作。每次选用 2 ~ 4 个穴位，每穴每次灸治 15 ~ 30 分钟，每日灸治 1 次，10 次为 1 疗程，疗程间隔 5 天。

● 温灸

【取穴】内关、膻中、心俞、关元、足三里、厥阴俞。

【操作】按艾卷温盒灸法施术。每次选用 2 ~ 4 个穴位，每次施灸 15 ~ 20 分钟，每日灸治 1 次，10 次为 1 疗程，疗程间隔 5 ~ 7 天。

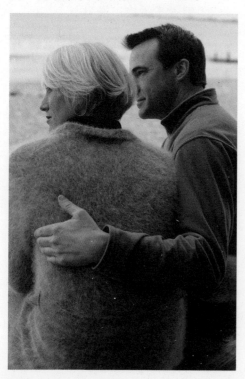

● 灯火灸

【取穴】厥阴俞、心俞、膏肓俞、神堂、神道、心前区阿是穴、内关、间使、神门。

【操作】按灯火灸法常规操作。每次选用 6 ~ 7 个穴位，每穴灸 1 壮，每天 1 次，10 天为 1 疗程。

心悸

心悸是指病人自觉心中悸动，惊惕不安的一种病证。它包括惊悸和怔忡，常与精神因素、心血不足、心阳衰弱、水饮内停、淤血阻络有关，分别与各种心脏病所引起的心律失常，以及缺铁性贫血、再生障碍性贫血、甲状腺机能亢进、神经官能症等出现以心悸心慌为主症时相类似。

● 艾卷灸

【取穴】心俞、内关、神门、巨阙。

【操作】按艾卷温和法操作。每日 1 ~ 2 次，每次灸 10 ~ 15 分钟，10 次为 1 疗程。

● 敷灸

【取穴】膻中、心俞、虚里。

【操作】按敷灸法常规施术。每次任选 2 穴交替贴敷冠心膏，每处 1

张，每张贴 12 ~ 24 小时。外贴 7 天
为准，有效者可连续使用，15 ~ 30
天为 1 疗程。

淋证

淋证以小便频数急涩、淋漓不尽、
小腹拘急、痛引脐中为特征。多由肾
虚、膀胱湿热、气化失司、水道不利
所致。本病常见于西医学泌尿系统感
染，如尿道炎、膀胱炎、肾盂肾炎、
膀胱结核、泌尿系结石、癌肿等。

艾灸法

【取穴】膀胱俞、阴陵泉、三焦
俞、行间、太溪。

【操作】按艾炷灸法常规施术。
每日施 1 ~ 2 次，每次灸 3 ~ 5 壮或
每穴每次 5 ~ 10 分钟。

灯火灸

【取穴】膀胱俞、太溪、行间、
三焦俞、阴陵泉。

【操作】按灯火灸常规操作。其
中，热淋、石淋、血淋用明灯爆灸法
施术。气淋、膏淋、劳淋用阴灯灼灸
法施术。每天施灸 1 次，每穴 1 壮，
至愈为度。

敷灸

【取穴】神阙、膀胱俞、肾俞。

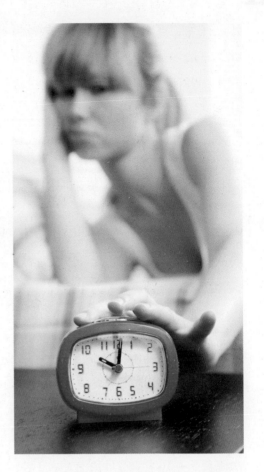

【操作】按敷灸法操作。取虎杖
根 100 克，乳香 15 克，琥珀 10 克，
元寸 1 克。以鲜虎杖根和诸药混合，
捣融如膏。取药膏如枣大一块，放于
胶布中间，贴敷穴位，1 穴 1 张，每
日换药 1 次。

癃闭

癃闭是以排尿困难，甚则小便闭
塞不通为主症的疾患：其中以小便不
畅，点滴而短少，病势较缓者为癃；

小便闭塞，点滴不通，病势较急者为闭，一般多合称为癃闭。癃闭包括现代医学各种原因引起的尿潴留及由肾功能衰竭所引起的无尿症。

艾灸法

【取穴】关元、中极、命门、三焦俞、三阴交。

【操作】按针上加灸法操作施术。每次选用 2 ~ 4 个穴位，每穴每次施灸 10 ~ 20 分钟，3 次为 1 疗程。

隔物灸

【取穴】神阙、关元、中极、命门、三焦俞、三阴交。

【操作】按艾炷隔姜灸法操作施术。每次选用 2 ~ 4 个穴位，每穴每次施灸 5 ~ 10 壮，每日灸治 1 ~ 2 次，3 次为 1 疗程。

灯火灸

【取穴】膀胱俞、三焦俞、长强、水道、阴谷。

【操作】采用明灯爆灸法施术。每天施灸 1 次，每穴 1 壮，连灸至愈为度。夏灸时要避开原灸点，以免过度灼伤。

蒸气灸

【取穴】腹部。

【操作】按药物蒸气灸法施灸。取桃枝、柳枝、木通、花椒、明矾各 30 克、葱白、灯芯草各 1 把，将药物加水 5000 毫升，煎汤。围被，趁热用药液蒸气熏洗腹部，冷后再热，每日 2 ~ 3 次，每次 40 ~ 60 分钟。

阳痿

阳痿是男性生殖器痿弱不用，不能勃起，或勃起不坚，不能完成正常房事的一种病症。多因情志不遂、肝胆湿热、肾气亏虚等，致使宗筋弛纵所引起，是男科的常见病之一。多属

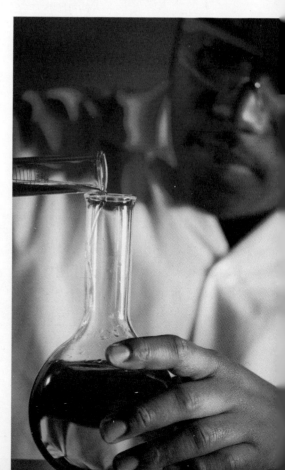

现代医学中枢神经失调所致的神经衰弱，与神经官能症往往互为因果，与精神因素关系密切。若某些慢性疾病表现以阳痿为主者，可参本病内容辨证论治。

▪ 艾炷灸

【取穴】关元。

【操作】按艾炷无瘢痕灸法施灸。用陈艾绒做成中等艾炷，直接灸关元穴，每次 100 ～ 200 壮，每周 1 次，3 次为 1 疗程，疗程间隔 1 周。

▪ 艾炷隔物灸

【取穴】关元、神阙、中极、肾俞、腰阳关、命门。

【操作】按艾炷隔姜灸法程序操作施灸。每次选用 3 ～ 5 个穴位，每穴每次灸 3 ～ 5 壮，每日 2 次，7 ～ 10 次为 1 疗程或痊愈为止。

▪ 艾卷灸

【取穴】膈俞、肾俞、胃俞、命门、腰阳关、关元、中极。

【操作】按艾卷温盒灸法操作施术。每次取 3 ～ 5 个穴位，交替取穴，先将灸盒无底的一面罩住所需灸部位，然后点燃 1 寸长左右的艾卷（根数依所灸部位确定）对着罩在盒下的经络和穴位，横放于盒网上，最后盖

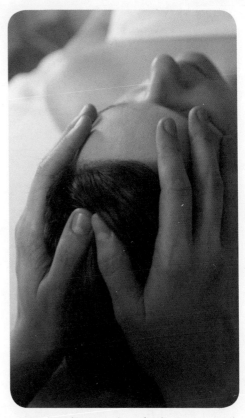

上盒盖，每日 1 次，每次 10 ～ 20 分钟，治愈停用。

▪ 灯火灸

【取穴】命门、关元、肾俞、曲骨、三阴交。

【操作】采用阴灯灼灸法操作施术。每天施灸 1 次，每穴灸 1 ～ 2 壮，10 次为 1 疗程。

遗精

遗精是指以不因性交而精液自行泄出症状为主的一种疾病。多因肾虚

65

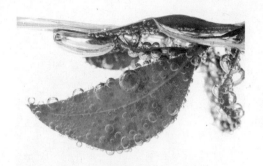

封藏不固，或君相火旺、湿热下扰精室所致。其中有梦而遗精的名为"梦遗"；无梦而遗精，甚至清醒时精液流出的名为"滑精"，此为遗精的两种轻重不同的证候。现代医学的神经衰弱、前列腺炎、精囊炎等引起的遗精症，一般参考本病内容辨证施治。

◆ 艾炷灸

【取穴】中极、曲骨、膏肓、肾俞。

【操作】按艾炷灸法常规施灸。每日1次，每次每穴施灸3～5壮，艾炷如黄豆或半个枣核大，7天为1疗程。

◆ 艾卷灸

【取穴】关元、归来、肾俞、志室、内关。

【操作】按艾卷悬灸法常规施灸。每次交替取穴3～5个，每日灸1～2次，每次每穴灸5～10分钟，10次为1疗程。

◆ 灯火灸

【取穴】四满、志室、肾俞、关元。

【操作】采用阴灯灼灸法施术。每天施灸1次，每穴1～2壮，10天为1疗程。

精子缺乏症

精子缺乏症系指精液内精子缺乏、稀少或精子畸形。多由不同原因引起睾丸组织萎缩、生精细胞退行病变所致，是造成男性不育症的常见原因。中医学属"不育"范畴。

◆ 艾炷灸

【取穴】神阙。

【操作】按艾炷隔盐灸法施术。取精制白细盐适量纳入脐窝，使与脐平，艾炷如黄豆大或半个枣核大，每次灸15壮，1天1次。10次为1疗程，疗程间隔5天。

◆ 艾卷灸

【取穴】关元、神阙、肾俞、命门、精宫、三阴交。

【操作】按艾卷温盒灸法施术。每次选2～4个穴位，每穴每次灸治15～20分钟，每日灸治1次，10次为1疗程，疗程间隔3～5天。

癫痫

癫痫是一种临床综合征，以在病程中有反复发作的神经元异常放电引致暂时性突发性大脑功能失常为特征。功能失常可表现为运动、感觉、意识、行为、植物神经等不同障碍，或兼而有之。本病属于中医学"痫证"范畴。

◆ 艾卷灸

【取穴】心俞、百会、中脘、身柱。

【操作】按艾卷温盒灸法常规施术。每穴每次施灸 10 ～ 20 分钟，每日灸治 1 次，10 次为 1 疗程，疗程间隔 3 ～ 5 天。

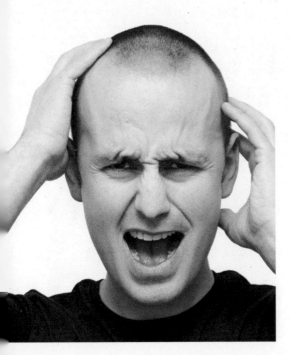

◆ 艾炷灸

【取穴】长强、会阴、太溪、太冲。

【操作】按艾炷隔物（姜片）灸法常规施术。每穴上放姜片约 0.3 厘米厚，上置艾炷如黄豆大，每日灸治 1 次，7 ～ 10 次为 1 疗程。疗程间隔 3 ～ 5 天。

◆ 灯火灸

【取穴】百会、崇骨、会阴。

【操作】按明灯爆灸法施灸。每穴每次只灸 1 壮，根据病情 10 天灼灸 1 次。

◆ 敷灸

【取穴】神阙。

【操作】按敷灸法常规施术。将吴茱萸适量研为细末，撒入脐窝内，外用膏药固定，7 ～ 10 天换 1 次。

坐骨神经痛

坐骨神经痛是由坐骨神经本身或其邻近组织的病变所引起。临床上有真性、假性坐骨神经痛之分。中医学属"痹证"范畴。

◆ 艾灸

【取穴】夹脊、秩边、环跳、委中、腰阳关、阳陵泉、承山、悬钟。

【操作】按艾炷灸法常规施术。每日施灸 1 ~ 2 次，每穴 3 ~ 5 壮，连用至愈。

● 灯火灸

【取穴】环跳、殷门、承山、委中、足三里、阿是穴。

【操作】采用明灯爆灸法施术。每穴灸 1 壮即可，每天施灸 1 次，10 天为 1 疗程。

● 敷灸

【取穴】环跳、委中、承山。

【操作】按敷灸法常规操作。取鲜姜自然汁 500 克、明亮水胶 120 克用文火同熬成稀膏，摊涂布上，临用时将研细的肉桂、细辛末掺于膏药中，敷于穴位上，每天换药 1 次，5 天为 1 疗程。

三叉神经痛

三叉神经痛是指面部三叉神经支配区域反复发生阵发性、短暂性剧烈疼痛，但无感觉缺失和运动障碍。属中医学的"头痛""偏头痛""面痛"范畴。

● 艾灸法

【取穴】下关、合谷、颊车、翳风、阳白、颧骨。

【操作】按艾条悬灸法操作施术。每日施灸 2 次，每次 5 ~ 10 分钟。

● 灯火灸

【取穴】太阳、攒竹、阳白、耳门、夹承浆、颊车、翳风。

【操作】按灯火隔艾叶灸法施术。每 2 天施灸 1 次，每穴爆 1 壮，10 次为 1 疗程。

● 敷灸

【取穴】太阳（双）。

【操作】按敷灸法施术。将药饼敷于穴位上，每日 1 次，每次 20 ~ 30 分钟，7 天为 1 疗程。

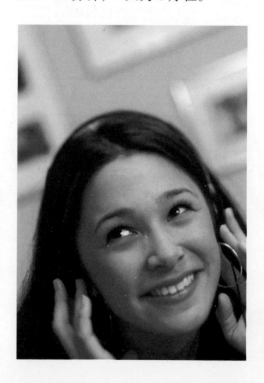

面神经炎

面神经炎是颞骨内面神经管内段的面神经急性非化脓性炎症，造成病侧面部肌肉瘫痪和口眼㖞斜的一种急性周围神经疾病。中医学的"歪嘴风""口眼㖞斜""面瘫"与之类似。

艾炷灸

【取穴】翳风、颊车、地仓、合谷、阳白。

【操作】按艾炷灸法常规施术。每日施灸 1～2 次，每穴 3～5 壮。

艾卷灸

【取穴】翳风、颊车、地仓、合谷、阳白。

【操作】按艾卷悬灸法施术。每日施灸 1～2 次，每穴 3～5 壮。

温灸

【取穴】风池、颊车、地仓、阳白、下关、翳风、合谷、足三里。

【操作】按温灸针上加灸法施术。每次选四个俞穴毫针行刺，得气后留针，取四块 4×4 厘米见方的硬纸板，中心扎一小孔，将四块纸板分套在四根针上，再取四节约 2 厘米长的艾条段，分别套在四根针柄上；距纸板约 2～5 厘米处，点燃（无焰）穴端上段，

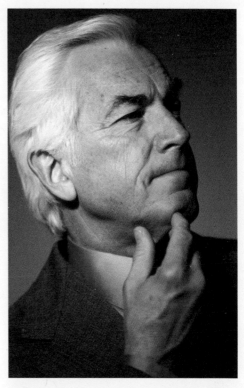

每次每穴灸 1 壮，每日或隔日 1 次，10 次为 1 疗程。

灯火灸

【取穴】翳风、地仓、阳白、颊车、合谷。

【操作】采用阴灯灼灸法施灸，每天施灸 1～2 次，每穴灸 1 壮：15 天为 1 疗程。复灸时应避开原灸点，以免灼伤皮肤。

敷灸

【取穴】下关、太阳、颊车。

【操作】按敷灸法施术。将斑蝥 2 个，巴豆 3 个，麝香 0.02 克，鲜柳

69

枝头 1 枝或带叶 5 片，鲜生姜 10 克共捣如泥，贴于患侧的穴位上。当敷药处有热性刺痛感时，即将药物除去。每隔 7 ~ 10 天敷药 1 次，一般 1 ~ 3 次痊愈。

急性肠梗阻

急性肠梗阻是由多种原因所致的肠内容物通过障碍的常见急腹症之一。其临床特点是腹痛、呕吐、腹胀、排便和排气停止等，属中医学的"关格""肠结""腹痛"等范畴。

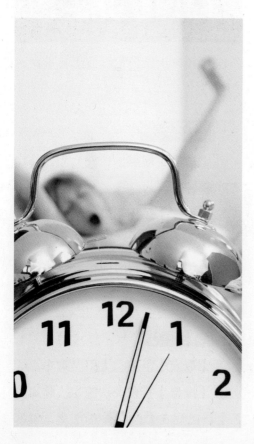

• 艾灸法

【取穴】中脘、大横、天枢、足三里、神阙、关元。

【操作】将艾炷隔姜灸法施术。每次约灸 3 ~ 7 壮（每日灸 2 ~ 3 次，病愈为止）。

• 敷灸

【取穴】神阙、阿是穴。

【操作】按敷灸法施术。将大蒜 120 克、芒硝 30 克共捣为糊膏，敷于穴位上。敷药前，用 2 ~ 4 层油纱布作底垫。2 小时后，去掉蒜泥，用温水洗净蒜汁，然后将大黄 120 克研为细末，过筛，用醋 60 毫升调成糊状，直接敷。1 次 8 小时。

血栓闭塞性脉管炎

血栓闭塞性脉管炎是指周围血管的慢性闭塞性炎症病变。病变可累及四肢的中小动脉和静脉。以下肢多见，属中医学"脱疽"范畴。

• 艾灸法

【取穴】大椎、大陵、命门、太溪。

【操作】按艾炷隔姜灸法常规施术。每穴每次灸 5 ~ 7 壮，每日灸治 1 ~ 2 次，10 次为 1 疗程。

▶· 敷灸

【取穴】上巨虚、涌泉。

【操作】按敷灸法施术。取三分三、独定子、云南重楼各60克，红花20克、白芷30克，桃仁40克，共研为末，过筛备用。每次取四分之一量，用甜米白酒或红糖醋酸调匀。外敷于穴位上，再以绷带固定。隔日换药1次，1个月为1疗程。

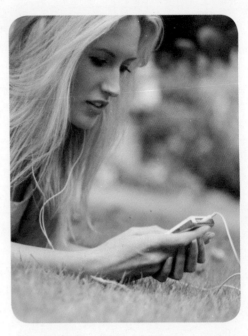

痛经

凡在经期前后或在行经期间发生腹痛或其他不适，以致影响生活和工作者，称为痛经。

▶· 针灸

1. 主穴气海、合谷、三阴交；配穴关元、子宫、蠡沟、足三里。先针主穴，强刺激，痛不止加配穴或灸气海、关元。

2. 主穴取关元、中极、三阴交。实证可配地机、次，气滞血淤加血海、太冲，寒湿凝滞加脾俞、十七椎下，气血不足加肝俞、脾俞或肾俞、足三里。每次使用1～2个穴，并结合症状加配穴，针灸以强刺激为佳。

3. 主穴取三阴交、合谷；备穴取关元、气海、十七椎下。在经前2～3天开始针刺，月经后再针2～3次，下腹痛时先针三阴交，用强刺激手法，持续捻转1～2分钟。如行经期疼痛发作时，针十七椎下穴，3～4厘米深。艾灸气海、关元5～10分钟，三阴交10～15分钟，腰酸加肾俞15分钟。

月经失调

成年女子月经周期、月经量、经期异常改变或混乱，以及月经前后出现某些特殊症状或体征，称为月经失调。由于生殖器官器质性病变引起的月经失调，称器质性月经失调。若生殖系统发育正常，而由于卵巢功能紊乱或身体其他器官疾病引起的月经失调，称为功能性月经失调。

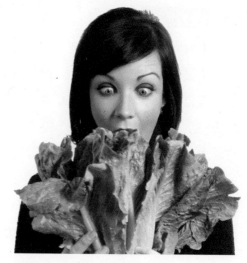

• 针灸

1. 主穴取关元、三阴交。先期有热加太冲、太溪；气虚者加脾俞、足三里；后期者加足三里、公孙；虚寒者加脾俞、命门；气滞血淤加血海、行间；先后无定期因肾虚者加肾俞、交信；因肝郁者加肝俞、太冲、内关。以调节足三阴经及冲、任二脉为主。虚补实泻，腹部穴，因虚寒者可加灸。本病多在月经前针治，连针 3～5 次，至下次月经来潮前再针。

2. 主穴取关元、中极，配穴取三阴交、足三里、血海、阴陵泉。每天取 1 个主穴，2 个配穴，交替使用，中等刺激，每天针 1～2 次，留针 15～20 分钟，3 周为一疗程，疗程间隔 7 天。针血海、三阴交时，宜两侧同时捻转，针感能达小腹部的效果好。

功能性子宫出血

功能性子宫出血，是卵巢功能失调引起子宫内膜不正常反应，以致月经周期缩短、经期延长的月经疾病，简称功血。

• 针灸

1. 取三阴交（双侧）、中极、子宫（双侧）穴。当体内有一定雌激素水平时，可在月经周期的 15～17 天，每日针刺 1 次，连用 3 次。手法采用平补平泻，留针 30 分钟。

2. 取红穴（第二、三掌骨指端下 2 厘米）。用温针断红穴灸 2 壮，或灸神阙、隐白穴。主要起止血作用。

3. 取足三里、三阴交、关元、中极、太溪、孔最穴。每日 1 次，每次针 3～4 个穴，中等刺激，30 次为 1 疗程。

4. 取主穴八；配穴足三里、三阴交、血海、阴陵泉、肾俞、关元。每次取一对主穴，2～3 个配穴，中等刺激，每日 1 次。

5. 主穴取关元、三阴穴；配穴取中极、血海、子宫。主配穴交替使用。三阴交、血海用强刺激，关元、中极用中等刺激。也可用中极透曲骨或子宫透曲骨。

闭经

女子超过青春期，而月经仍未来潮；或月经周期建立之后，不因怀孕、哺乳，而又未到绝经期，月经突然停止而超过3个月以上仍未来潮，称为闭经。

◆ 针灸

1. 主穴取关元、三阴交、血府；血枯加膈俞、肾俞、脾俞、足三里，血滞加合谷、血海、气冲，痰湿加脾俞、中脘、丰隆。血府穴针刺深度可达3～4厘米，得气后用中等刺激捻转约半分钟即可起针，注意刺近肾脏不可过深，不宜留针。关元穴针后宜加艾条温盒灸10分钟左右。

2. 主穴取三阴交、关元；虚证加足三里、血海、肾俞；实证加太冲、中极。虚证用补法，实证用泻法，每日1次。

3. 主穴取中极、三阴交；配穴取

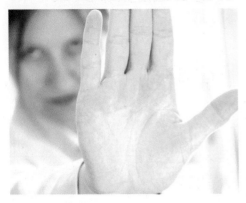

血海、足三里、关元。每次一个主穴，加两个配穴，针刺用弱手法。

4. 主穴取三阴交、关元、中极；配穴取血海、地机、太白、公孙、曲泉。每次2个主穴2个配穴。针时力求关元、中极的针感下达阴部；三阴交的针感上越两膝。

5. 主穴取关元、中极；配穴取三阴交、足三里、血海、阴陵泉、曲泉。每天取一个主穴两个配穴，交替使用，中等刺激，每天针1～2次，留针15～20分钟。3周为一疗程，疗程间隔7天。针血海、三阴交时，宜两侧同时捻转，针感能达小腹部的效果好。

白带增多症

女性在青春期、月经前期或妊娠期，阴道排出少量白色或淡黄色分泌物，又无特殊臭气，这叫白带，属于正常生理范围。若带下量多，颜色深黄或淡黄，或混有血液，质黏稠如脓或清稀如水，气味腥，则称为白带增多症，是妇女生殖器官炎症或肿瘤等疾病的一种临床症状。

◆ 针灸

1. 主穴取膈俞、胆俞；月经不调

73

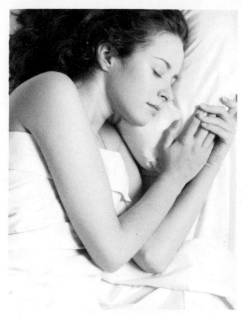

配关元、三阴交；心悸配内关、神门；腰酸四肢无力配肾俞、带脉、足三里、阴陵泉。有热者酌用泻法；心悸、腰酸乏力者用补法或加温盒灸。一日 1 次，一般 3 ～ 4 次。

2. 主穴取环跳；配穴取三阴交、隐白。针刺环跳穴，使针感向下扩散，留针 15 ～ 20 分钟。一般 3 ～ 4 次获得痊愈。如效果不佳可配三阴交、隐白穴。

3. 取穴共分 3 组：关元、三阴交；气海、归来、复溜；子宫、中极。3 组穴位交替使用，采用中等刺激手法。10 天为 1 疗程，疗程间隔 3 ～ 5 天。

4. 取命门、神阙、中极穴。做艾卷灸。每穴 5 分钟，每日或隔日 1 次，10 ～ 15 次为 1 疗程。

妊娠呕吐

妊娠呕吐，是指妇女怀孕 3 个月以内出现较频繁或严重的恶心、呕吐、妨碍正常饮食为主证；甚则发生营养不良或严重酸中毒，即早期妊娠中毒症。中医学称为"妊娠恶阻"，如发生较为严重营养不良，常称为"妊娠似痨"。

针灸

1. 取中脘、足三里、公孙穴。胃虚者配上脘，肝热者配内关、太冲，痰滞者配丰隆、阴陵泉；呕吐苦水加阳陵泉。针刺宜补泻兼施，每日 1 次。

2. 取中脘、建里、幽门、足三里、三阴交、内关穴。腹部穴用抑制法，四肢穴用兴奋法。针灸并用，每日 1 次，持续 3 ～ 5 天。

3. 取金津、玉液、中脘、足三里穴。先灸中脘、足三里，5 ～ 10 分钟，再点刺金津、玉液，使之出血。轻者每日 1 次，重者每日 2 次。

乳汁过少

乳汁过少，是指分娩 3 日以后，乳汁分泌过少或胀滞不通的病证，可伴有乳房胀痛，胸胁胀急等证候。

• 针灸

1. 主穴取乳根、膻中；配穴取足三里、少泽。主、配穴交替使用，中、强刺激。

2. 主穴取膻中、乳根、少泽；气血虚弱者加脾俞、足三里，肝郁气滞者配内关、太冲。针刺时虚者补法，实者泻法。每日 1 次，连针 3 次为 1 疗程。

3. 主穴取膈俞、脾俞、足三里、曲池、膻中；配穴取血海、乳根。膈俞、脾俞、足三里用补法；曲池、血海用泻法；膻中、乳根用平补平泻法。每日针治 1 次，连续 3 次为 1 疗程。

回乳

孕妇分娩后，不需哺乳时，可取针灸、药物等办法使乳汁分泌减少、渐至无乳者，称"回乳"，也称"断乳"。

• 针灸

1. 取足临泣、光明穴，针刺后加灸。每穴艾条灸 10 分钟，每天 1 次，须连续针灸 3 ~ 5 次。

2. 取穴共分两组：①乳根、膻中、足三里；②足临泣、少泽。两组交替使用，强刺激，留针 30 分钟。

更年期综合征

更年期综合征，是指妇女在绝经期前后一两年之内，因卵巢功能开始退化，而发生的一系列综合征候。临床表现以月经紊乱、阴道不规则出血、经量增多或减少、外阴、阴道、子宫内膜萎缩为主征；伴见头晕、失眠、烦躁易怒、心悸、面色潮红、出汗、血压升高，以及水肿等证候。

• 针灸

取三阴交、太溪、肾俞穴。肝阳

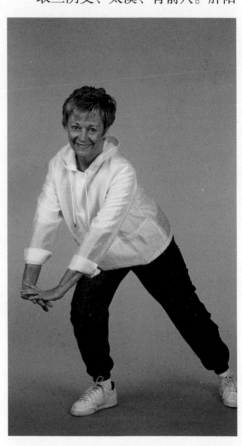

上亢者配太冲、百会、风池；心血亏损者配心俞、脾俞；脾胃虚弱者配脾俞、胃俞、中脘、章门、足三里；痰气郁结者配膻中、中脘、气海、丰隆、支沟；神志失常者加人中、大陵；浮肿者加关元、水分、足三里、阴陵泉。针刺补泻兼施，酌情用灸。

颈淋巴结核

颈淋巴结核指结核性淋巴结炎。多见于儿童及青年。相当于中医的瘰疬，俗称"疬子颈"。

● 艾灸法

【取穴】足三里、手三里、中府。

【操作】按艾卷悬灸法施术。艾条点燃后，对准穴位，相距约3~5厘米，左右俞穴交替施灸10~15分钟，当皮肤潮红，停止灸疗。每日1次，10次为1疗程，疗程间隔2~3天。

● 敷灸法

【取穴】光明穴。

【操作】按敷灸法程序操作。取生大蒜5克，捣成泥状备用。施灸时将10厘米×10厘米胶布1块，中间剪成直径2.5厘米的圆洞，对准穴位贴在腿上（即光明穴处），再取蒜敷

于穴位上（左病取右，右病取左），最后用消毒纱布包扎即可。敷灸约1小时许，患者感到局部痒痛，可将蒜泥取下，可见一个或数个大小不等的水泡，并逐渐增大，待其破溃后敷以炉甘石粉或锌氧粉。

腱鞘炎

腱鞘炎是一种腱鞘损伤性疾病，常发生于肘、腕及手指等部位，多见于青壮年。本病临床主要表现为病变局部皮肤微红，轻度肿胀疼痛，患肢活动受限等。若发于肘部者，用力握拳及作前臂旋转动作时，肱骨外上髁等处疼痛加剧；若发于手指部，当手指伸屈时，其疼痛可向腕部放散，常可发出弹响指。在其病变局部，均可找到压痛点。本病属中医学的"伤筋""筋痹"范畴。

● 艾灸法

【取穴】阿是穴、肘、曲池、列缺。

【操作】按艾炷隔姜灸法程序操作。用如硬币

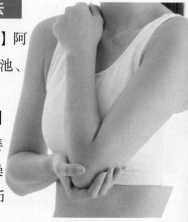

厚的老姜片置于穴位上，然后以艾绒捏成枣核大的圆锥形艾炷，稳放在姜片上点燃，待患者感到灼热不能耐受时将姜片向上提 1 ~ 2 厘米，使保持其适宜的温度。燃毕另换 1 炷，一般每次灸 5 ~ 7 壮，病程较长，疼痛较甚者可酌情增加到 10 壮。每天或隔天治疗 1 次，连续治疗 5 次以上，10 次为 1 疗程。

● 灯火灸

【取穴】阿是穴、列缺、阳池、腕骨、合谷、曲池。

【操作】按灯火灸法常规施术。每次选用 4 个穴位，并标记出来，用 3 ~ 4 厘米的灯芯草蘸油（香油、菜油均可）点燃后快速按在穴位上进行焠烫。一般 3 ~ 5 天施灸 1 次，亦可每天施灸 1 次，3 ~ 5 次为 1 疗程。

● 敷灸

【取穴】患处阿是穴（疼痛明显处）。

【操作】按敷灸法程序操作。取干姜 4.5 克，炒草乌 24 克，肉桂 30 克，香白芷 90 克，煨南星 30 克，炒赤芍 10 克，没药 30 克，乳香 15 克，细辛 15 克，炒大黄 4.5 克。上药共研细末，再加入麝香 3 克（也可用冰片代替），混匀后，用凡士林调成糊膏状，密贮备用。用时取药膏适量贴于患处压痛最明显的部位，上盖油纸，纱布包扎即可。隔日换敷 1 次。

鞘膜积液

鞘膜积液俗称"偏坠"或"偏气"，是指睾丸鞘膜囊内积聚的浆液多于正常量而形成的囊肿。临床主要表现为阴囊局部肿物，逐渐增大，肿物表面光滑，有波动感，透光试验可以透过，阴囊皮肤正常。肿物多为圆卵形，一般不引起疼痛，肿物较大时有下坠感，过大则影响行动。临床上常为一侧病变，亦可有双侧发生者。本病属中医学"水疝"范畴。

● 艾灸

【取穴】局部阿是穴、三阴交、三角灸、归来、大敦。

【操作】按艾炷着肤灸法施术。每次选用 1 ~ 3 个穴位，每穴每次施灸 3 ~ 5 壮，艾炷如绿豆或黄豆大，每日灸治 1 次，7 ~ 10 次为 1 疗程。

▶ 蒸气灸

【取穴】患处。

【操作】按药物蒸气灸法操作。取生大黄30克，芒硝60克加开水1小盆，将药物浸渍搅和5分钟后，先熏洗后坐浴，1日2次。

▶ 敷 灸

【取穴】神阙、阴囊。

【操作】按敷灸法操作。先取八角茴香7粒，大枣7枚研为细末；再将蜂蜜烧开去沫，把药粉和成1厘米厚、直径5厘米大小药饼。肚脐常规消毒后贴上药饼，用胶布固定。另取小茴香50克，屋梁上老尘土50克掺匀后装入一个长4寸、宽3寸白布袋内，熨热敷于睾丸上，凉了再热，每次敷20分钟，每日1次。

直肠脱垂

直肠脱垂是指直肠、肛管和乙状结肠下段的黏膜层或全层脱出于肛门外的疾病。常因小儿、老年体弱、妇女产后、久病体虚、久痢久泄、素患痔疾致直肠黏膜下层组织和肛门括约肌松弛，或直肠发育缺陷及支持组织松弛无力而发病。属中医学的"脱肛"、"截肠"等病证范畴。

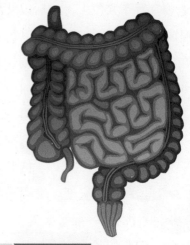

▶ 艾灸法

【取穴】百会、长强、气海。

【操作】按艾炷灸法常规程序施术。每日施灸2~3次，每穴5~10壮，疗程12~25天。

▶ 药物蒸气灸

【取穴】肛门。

【操作】按药物蒸气灸法常规施术。取五倍子36克，地榆30克、土黄连30克。将上药加水煎煮，趁热先熏后洗，待药液温时可坐浴，1天1次，每次20~40分钟。15~30天为1疗程。

▶ 灯火灸

【取穴】百会。

【操作】按压灯火指温灸法施术。每天施灸1~2次，每次用指温压3~5次，7天为1疗程。

• 敷灸

【取穴】百会、神阙、石门。

【操作】按敷灸法程序操作。取蓖麻子仁适量，捣烂敷于穴位上，外加热敷。1次15分钟，1天3次，连续敷灸6次为1疗程。一般连用5～10个疗程。

急性乳腺炎

急性乳腺炎是乳腺的急性化脓性感染疾病，以乳腺局部有肿块疼痛，继而发热、发红为特征。多见于哺乳期妇女，以产后3～4周多发。属中医学"乳痈"范畴。

• 艾灸法

【取穴】病变局部阿是穴、乳根、膻中、肩井。

【操作】按艾卷温盒灸法常规施术。每穴每次施灸5～15分钟，每日灸治1～2次，3次为1疗程。

• 灯火灸

【取穴】①乳根、肩井、膻中、足三里、期门；②患处梅花灯火穴和结顶穴、手三里、乳根。

【操作】用阴灯火灼灸法。两组穴交替使用，每天灸严1组俞穴，每

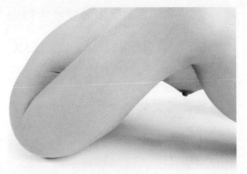

天施灸1次，每穴灸1～2壮，连灸5～7天为1疗程。

• 药物蒸气灸

【取穴】患处。

【操作】按药物蒸气灸法常规施术。取葱白150～250克，切细后加入适量热水，先熏后洗患侧乳房，每日2～5次，2天为1疗程。

• 敷灸

【取穴】患处。

【操作】按敷灸法常规施术。取芒硝30克，马齿苋30克，两味共捣烂后外敷患处，用纱布覆盖、固定。1日2次，3天为1疗程。

颈椎病

颈椎病又称颈椎综合征，是由于颈部长期劳损，椎间盘组织或骨与关节发生退行性病变，影响邻近的神经、脊髓、椎动脉而导致的以颈项及肩背

疼痛、麻木、活动受限等症状为特点的综合征。属中医学的"痹症""痿症""颈筋急"等范畴。

艾灸法

【取穴】夹脊穴、阿是穴、大椎、肩井、风池、肩贞、合谷、足三里。

【操作】按艾炷隔姜灸法程序施术。每次3～6个穴位，每次3～6壮，每日灸治1次，7～10次为1疗程。

药熏蒸气灸

【取穴】患处。

【操作】按药熏蒸气灸法操作施术。取独活9克，秦艽9克，防风9克，艾叶9克，透骨草9克，刘寄奴9克，苏木9克，赤芍9克，红花9克，甲珠9克，灵仙9克，乌梅9克，木瓜9克。将上述药物水煎，趁热熏灸患处，待温（皮肤能忍受为度）浸洗患处，每次30～40分钟，每天2～3次，10天为1疗程。

敷灸

【取穴】患处。

【操作】按敷灸法常规施术。取三七10克，川芎15克，血竭15克，乳香15克，姜黄15克，没药15克，杜仲15克，天麻15克，白芷15克，川椒5克，麝香2克。将上药前10味共研细粉，放入150毫升白酒微火煎成糊状，或用米醋拌成糊状，摊在纱布上，并将麝香搽在上面，敷于患处。

腰椎间盘突出症

腰椎间盘突出症指腰椎间盘退行性变化或外伤后腰椎间盘纤维破坏引起间盘向椎管内后方突出，压迫神经根所导致以腰痛及一系列神经根症状为特点的病证。属中医学的"腰腿痛""腰脚痛""腰痛连膝"等范畴。

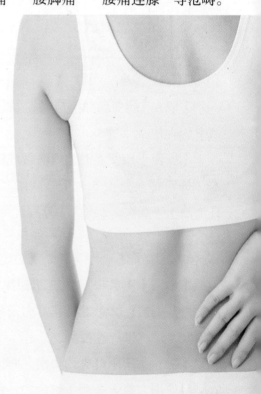

● 艾灸法

【取穴】阿是穴、秩边、足三里、阳陵泉、昆仑。

【操作】按艾炷隔姜灸法程序操作。每次选用 3 ~ 5 个穴位，每穴施灸 5 ~ 7 壮，每日灸法 1 次，7 ~ 10 次为 1 疗程，疗程间隔 3 ~ 5 天。

● 药熏蒸气灸

【取穴】患处。

【操作】按药熏蒸气灸法操作施灸。取红花、透骨草、刘寄奴、土鳖虫、秦艽、荜拨、川芎、艾叶各 10 克。上述药物加水置于功率 700 瓦的电炉上加温，并将其放在治疗床下，相距治疗洞口（直径 25 厘米）约 30 ~ 50 厘米。患者卧于治疗床上接受蒸气熏蒸，每日 30 分钟，1 日 1 次，6 次为 1 疗程。

● 敷灸

【取穴】患处。

【操作】按敷灸法常规施术。取乳香 12 克，没药 12 克，麻黄 10 克，马钱子 6 克，生草乌 6 克，生川乌 6 克，骨碎补 20 克，自然铜 10 克，杜仲 12 克。上药炼制成膏备用。取适量敷贴患处，1 日 1 次，10 日为 1 疗程。

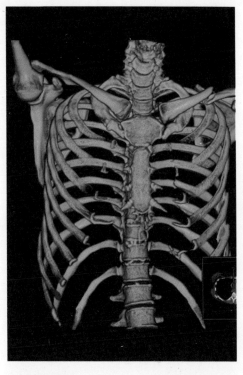

骨结核

骨结核指结核杆菌感染，侵犯骨组织而致局部肿胀、疼痛及功能障碍等症状的继发病变，属中医学的"骨痨""骨疽"等范畴。

● 艾灸法

【取穴】病变局部阿是穴、大椎、身柱，足三里、绝骨、肩髎、曲池。

【操作】按艾炷瘢痕灸法施术。每次选用 2 ~ 5 个穴位，每穴每次施灸 3 ~ 5 壮，艾炷如黄豆或麦粒大，每日、隔日或 3 日灸治 1 次，3 ~ 5 次为 1 疗程。

◆ 非艾灸法

【取穴】患处。

【操作】按黄蜡灸法操作施术。取黄蜡、香油各等分。将香油装入勺内，用慢火烧至滚开，再将黄蜡放入香油内溶化并待凉凝。施灸时将之化开，趁热用葱白沾蜡油在患处搽抹，反复刷抹5～10分钟，将凝固在患处的蜡油用敷料覆盖固定，再行施灸时将其刮去即可行上法。1日1次，10次为1疗程。

◆ 药熏蒸气灸

【取穴】患处。

【操作】按药熏灸法操作施术。取肉桂、炮姜、人参芦、川芎、当归各10克，白芥子、祁艾各30克，白蔹、黄芪各15克。将上述药物研为细末，用厚草纸卷成药卷，点燃熏灸患处，每次15～30分钟，1日1～2次，10日为1疗程。

◆ 敷灸法

【取穴】患处。

【操作】按敷灸法操作施术。取晚蚕沙30克，川椒目30克，白芥子30克，海桐皮30克，茅苍术15克，香白芷30克，吴茱萸30克，鲜生姜适量。上药捣碎和匀，用食盐250克

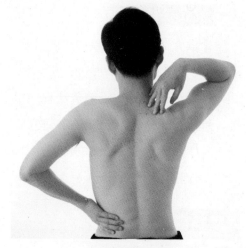

炒热，装入布袋热敷于患处。每日换敷3次，每次热敷30分钟，10日为1疗程。

肩周炎

肩关节周围炎简称肩周炎，是指肩关节周围的肌肉、肌腱、滑囊及关节囊等组织病变而引起以肩部疼痛、功能受限为特点的病证。属中医学的"肩痹""漏肩风"等范畴。

◆ 艾炷灸

【取穴】肩髎、肩贞、臂臑、肩井、曲池。

【操作】按艾炷隔姜灸法常规程序操作施术。每次选用2～4个穴位，将姜洗净后切成厚约1～2毫米的薄片，放置在穴位上，将艾炷制成如枣核大，点燃上端后置于姜片之上，待

燃至下端后，换置另一艾炷，每次施灸5～10壮。每日或隔日灸治1次，5～10次为1疗程，疗程间隔3～5天。

• 艾卷灸

【取穴】肩髎、肩贞、臂臑、肩井、曲池。

【操作】按艾卷温盒灸法施灸。每次选用2～4个穴位，每穴每次施灸10～20分钟，每日或隔日灸治1次，10次为1疗程，疗程间隔5天。

• 温灸

【取穴】抬肩、肩贞、膈俞、肩髎、臂臑、肩井、肩部压痛点。

【操作】按温灸器灸法操作施术。取艾绒适量掺入中药粉，装入温灸器内点燃施灸。每次灸治可选3～4个穴位，每次灸30分钟，隔日灸治1次，10次为1疗程。疗程间无须间隔。

• 灯火灸

【取穴】肩前、肩髎、肩井、阿是穴。

【操作】采用灯火隔艾叶灸法施术。每天施灸1人，每穴1～2壮，10天为1疗程。

• 敷灸

【取穴】肩髎、曲池、天宗。

【操作】按敷灸法常规施灸。先取葱汁、蒜汁、姜汁各300毫升与米醋300毫升混合，放锅内加热，熬至极浓时，加入皮胶120克融化，再入飞箩面60克搅匀，略熬成膏状，备用。敷灸时取8平方厘米胶布数块，再取药膏适量摊于中央，分别敷贴在上述诸穴位上，每日敷贴1次。

腰肌劳损

腰肌劳损又称功能性腰痛，指腰部的累积性肌纤维、筋膜及韧带等软组织损伤，以发病缓慢，腰部酸痛为特点的病证。属中医学的"痹证""痿证"等范畴。

• 艾灸法

【取穴】肾俞、大肠俞、阿是穴。

【操作】按艾卷温盒灸法施术。每次选2～4个穴位，将艾卷的一端燃着，先靠近皮肤，以后慢慢提高，直到病人感到舒快时就固定在这一部位。连续熏灸10～15分钟，至局部发红为度。每日灸治

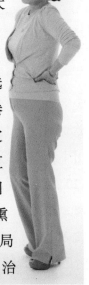

1 ～ 2次、10次为1疗程。

▶ 敷灸

【取穴】肾俞、阿是穴。

【操作】按敷灸法操作施灸。取生马钱、透骨草、生穿山甲、汉防己、生乳香、生没药、王不留行、辽细辛、五加皮、稀莶草、独活、生草乌、五倍子、上肉桂、枳实、牛蒡子、血余、干姜各10克，全蝎虫、威灵仙、生川军、泽兰叶、丝瓜络、生麻黄、土鳖虫、全僵蚕、防风各12克，当归尾15克，蜈蚣4条，功劳叶、生甘遂各30克。上述药物经香油2000克煎枯去渣，再熬药油至点水成珠时下黄丹1000克制成膏备用。敷贴于上述穴位上，3 ～ 5天换1次，1个月为1疗程。

▶ 药熏蒸气灸

【取穴】腰部。

【操作】按药熏蒸气灸法操作施灸。取红花15克，当归90克，活血龙90克，五加皮90克，防风120克，川牛膝120克，金刚刺120克，红藤120克。上述药物加水过药面，煎煮沸20分钟，置于治疗的洞孔（直径约30厘米）下15 ～ 20厘米处。患者卧床上，腰部对准治疗洞口直接蒸薰，每次治疗20 ～ 30分钟，1日1次，15 ～ 20次为1疗程。

急性腰扭伤

急性腰扭伤指以损伤后立即出现剧烈性腰痛、腰肌紧张及活动受限为特点的腰部肌肉、筋膜、韧带、椎间小关节和节囊、腰骶关节及骶关节的急性扭挫损伤。属中医学的"闪腰"及"淤血腰痛"等范畴。

▶ 艾灸法

【取穴】肾俞、大肠俞、腰阳关、承山，阿是穴。

【操作】按艾炷无瘢痕灸法施术。施灸时将艾炷（底径0.8厘米，高1厘米）置于疼痛局部，灸点多少应按患处的范围而定，每个艾炷相距4 ～ 5厘米，每点（穴）灸7 ～ 8壮，每日1次，3次为1疗程。

▶ 非艾灸法

【取穴】患处。

【操作】按石蜡灸法操作施灸。施术时根据疼痛范围，将石蜡制成半凝固状态，约50℃的药饼，敷灸于患处，每次30 ～ 60分钟，1日2次，10 ～ 15次为1疗程。

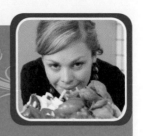

按 摩

运用按摩疗法时，全凭按摩医生的一双手就能去除疾病。虽说这种疗法不能使百病全消，但对某些疾病的治疗作用明显，且有科学依据。

下篇　家庭百病自诊自疗

慢性支气管炎

慢性支气管炎是一种反复发作的慢性咳嗽、咳痰或伴气喘的疾病。

慢性支气管炎的发生与反复感染和某些理化因素长期刺激有关。如寒冷、烟雾、灰尘等长期的刺激，以及体内免疫球蛋白的黏液腺分泌增多等，均可导致本病的发生。

本病主要症状为慢性或反复性咳嗽、咳痰，病情常在冬春季节或呼吸道感染时加重，夏季缓解。咳嗽以清晨或夜间为甚，痰量多少不一，痰液一般为黏液或泡沫状。若伴有感染可为黏液脓性痰，痰量也随之增多，可伴有不规则发热。

由于慢性支气管炎的影响，患者体质减弱，免疫力逐渐下降，遇寒冷天气或天气变化，容易患感冒，而感冒又会诱发慢性支气管炎的急性发作，形成恶性循环。

慢性支气管炎的治疗，应以增强患者体质，提高机体免疫力，调节各脏腑功能为主。长期运用手部按摩可显著改善慢性支气管炎的症状，减少或减轻该病的发作。急性发作、合并明显的心肺病变或哮喘者，应以药物治疗为主，手部按摩为辅。

手部按摩

【施治穴位】慢性支气管炎主要与肺功能失调有关，按摩手太阴肺经上的穴位有较好的防治肺及气管疾病的作用。因此可按摩太渊、鱼际等穴。同时，配合按摩感冒点，加强疗效。

【施治反射区】按揉肺、支气管、喉、扁桃体、头颈淋巴结、鼻、肾、肾上腺、上下身淋巴结等反射区，重点按摩肺、支气管、扁桃体、头颈淋巴结反射区。

85

【专家提醒】治疗期间应不吃刺激性食物，戒烟酒，防寒保暖；平时应少吃油腻食物，以免滋生痰湿，加重或引发本病。

支气管哮喘

支气管哮喘是由于遗传、过敏、大气污染、精神等因素交织在一起，以小支气管痉挛为主的变态反应性疾病，以呼气性呼吸困难为主要表现。本病临床特点是反复发作的、伴有哮鸣音的呼气性呼吸困难，持续数分钟至数小时或更长时间。可发生于任何年龄，但12岁以前开始发病者居多，约20％患者有家族史。好发于秋冬季节，春季次之。部分病人有发作先兆，鼻痒、打喷嚏、咳嗽、胸中不适等。

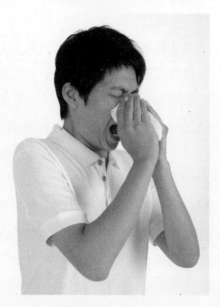

本病由于支气管对抗原性或非抗原性刺激反应性过度增高，导致支气管平滑肌痉挛、黏膜水肿、黏液分泌过多，使得支气管发生可逆性阻塞。如果支气管哮喘反复发作，最终可并发慢性支气管炎和阻塞性肺气肿，进而发展成肺源性心脏病，成为痼疾。

本病的治疗应重在预防发作。手部按摩是防治哮喘常用的辅助方法。对于慢性病人来说，要坚持较长时间的治疗，如能在季节变化之前给予预防性治疗，常能使发作减轻、减少或不出现急性发作。

手部按摩

【施治穴位】可选择手太阴肺经上的太渊、少商、鱼际及劳宫、八邪、中魁等进行按摩，通过经络的作用，能收到止咳平喘的效果，可防治支气管哮喘。同时，可揉按胸痛点、咽喉点、感冒点，加强疗效。

【施治反射区】按揉肺、支气管、气管；喉、胸腺淋巴结、甲状腺、垂体、头颈淋巴结、上下身淋巴结、肾、肾上腺、膀胱、输尿管等反射区，重点按摩肺、支气管、喉、胸腺淋巴结反射区。

【专家提醒】哮喘急性发作时，尤其是哮喘持续状态时，应以药物平喘解痉、抗感染为主，反射区治疗为辅。平时避免接触过敏者，注意防寒保暖，预防感冒发生；不吃生冷食物；少吃生痰的食物，如海腥、油腻及糯米食等。

食欲不振

食欲不振往往与精神紧张或精神创伤有密切的关系，也有一部分患者是由于肠胃消化吸收能力较弱所致。

食欲不振常伴有泛酸嗳气、恶心呕吐、胃灼热感、食后饱胀、上腹部不适与疼痛等，往往是一个症状表现突出，与慢性胃炎多个胃部症状同时出现者有所不同。

食欲不振患者的腹痛轻重不一，但大多数为钝痛，无节律性与周期性，与溃疡病不同。此外，食欲不振还可有头晕、头痛、失眠、心悸、胸闷、注意力不集中、记忆力减退等表现。

如果是精神紧张而引起的食欲不振，首先要解除患者的紧张心理，使其精神放松，再辅以手部按摩，即可获得良效。若是因消化吸收能力较弱而引起的食欲不振，则应采用弱刺激以活跃消化器官的机能，增强食欲。

手部按摩

【施治穴位】揉按合谷、二间、阳溪、少府、中魁、中泉等穴位，可

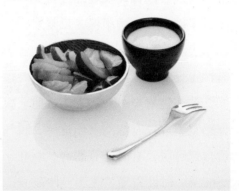

以健脾和胃，增强食欲。

【施治反射区】揉按脾、胃、胰、肝、腹腔神经丛、大脑、十二指肠、垂体、肾、肾上腺、膀胱、输尿管等反射区，尤其是胃、胰、十二指肠、腹腔神经丛反射区。

【专家提醒】手部按摩能缓解交感神经紧张，舒缓身心，对本病有极佳的疗效，但需有恒心。若经治疗后症状无明显改善或加重者，应注意有无胃肠与肝胆等消化道器质性疾病，需做进一步检查。

平常生活中，应注意缓解精神压力，积极参加体育锻炼，保持良好健康的心态；饮食宜细软，多吃易消化及富含纤维素类的食物，忌食油腻肥厚及辛辣刺激食物。

慢性胃炎

慢性胃炎是胃黏膜的慢性炎症，

可分为浅表性胃炎及萎缩性胃炎两大类。慢性胃炎起病缓慢，反复发作，临床表现除胃部不适或疼痛外，各类慢性胃炎临床表现有所不同。

浅表性胃炎一般表现为饭后上腹部感觉不适，有饱闷及压迫感，暖气后自觉舒服，有时还有恶心、呕吐、泛酸及一时性胃痛，无明显体征。

萎缩性胃炎的主要症状是食欲减退、饭后饱胀，上腹部钝痛及贫血、消瘦、疲倦、腹泻等全身虚弱的表现。

慢性胃炎病因未明，可能由营养缺乏、长期服用刺激性食物，急性胃炎胃黏膜的遗患，及口腔、鼻咽部慢性病灶的病菌或毒素吞入胃内等因素引起。

手部按摩对慢性胃炎有较好的疗效，可加强药物的治疗效果，明显改善症状。

手部按摩

【施治穴位】按摩内关、大陵、劳宫、合谷、中魁等穴位，并配以胸痛点、呃逆点，加强疗效。

【施治反射区】揉按胃、胰、十二指肠、腹腔神经丛、肾、胆、膀胱、输尿管等反射区，尤其是胃、胰、十二指肠、腹腔神经丛反射区。

【专家提醒】慢性胃炎病程长、反复发作，手部按摩可以缓解或减轻

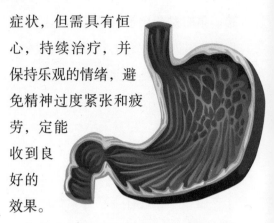

症状，但需具有恒心，持续治疗，并保持乐观的情绪，避免精神过度紧张和疲劳，定能收到良好的效果。

胃炎急性发作时，应及时就医用药，防止出现溃疡及穿孔等情况。平时注意饮食调养，不吃生冷及刺激性食物，起居有规律，不可过饥过饱，养成细嚼慢咽的习惯。

胆囊炎、胆结石

胆囊炎是胆囊的炎症性疾病，可分为急性和慢性两类。

急性胆囊炎由化学刺激和细菌感染而引起，根据病理特点又可分为急性水肿型和急性化脓型。慢性胆囊炎大多数为慢性胆石性胆囊炎，少数为慢性非胆石性胆囊炎，慢性胆囊炎的病理变化以胆囊纤维化及与周围组织的粘连为主要特征。

急性胆囊炎常于夜间或饱餐、脂餐后发作，右上腹或中上腹呈持续性胀痛，或间断性绞痛，可放射至右肩胛骨。慢性胆囊炎可持续多年无症

状，其主要表现为反复发作性上腹部疼痛，常发生于晚上和饱餐后，多伴有消化道症状，如胸闷嗳气、恶心腹胀、厌食油腻、呕吐口苦等。

手部按摩

【施治穴位】揉按腕骨、劳宫、合谷、后溪、中魁等穴位，同时按摩止痛点。

【施治反射区】按摩肝、胆、胰、十二指肠、腹腔神经丛、肾、膀胱、输尿管、上下身淋巴结、头颈淋巴结等反射区，尤其是胆、胃、胰、腹腔神经丛反射区。

【专家提醒】治疗期间，饮食宜清淡，忌食油腻食物，保持愉快的心情，避免过度疲劳，减少复发。需要特别提醒的是，急性胆囊炎患者应及时送往医院治疗。

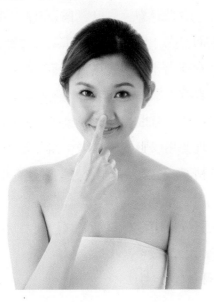

消化性溃疡

胃与十二指肠溃疡又称溃疡病，简单地说，胃、十二指肠的黏膜，受到胃酸和胃蛋白酶的刺激而溶解，甚至穿孔的疾病，就是消化性溃疡。本病以慢性周期性发作并伴有节律性的上腹部疼痛为特点。

消化性溃疡的发病，常因不良的饮食习惯、吸烟酗酒、长期服用某些药物所致。另外，持续强烈的精神刺激、遗传因素及地理环境因素等均可导致本病的发生。本病可发生于任何年龄，但以青壮年为多，男性多于女性。十二指肠溃疡的发病率高于胃溃疡。

胃溃疡疼痛多在上腹部正中或稍偏左，多在进食后半小时到1小时发生疼痛，持续1～2小时后缓解，下次进食后又可重复出现，故有进食——疼痛——缓解的规律。

十二指肠溃疡疼痛多在上腹部偏右，多在进食后2～4小时发生疼痛，呈空腹痛或饥饿样痛，进食后痛缓，故有疼痛——进食——缓解的规律。

轻微的溃疡，疼痛发生之后，会自然地消失。但若严重时，防治不当就会引起大出血、穿孔或幽门梗阻等严重并发症。此时，就有必要做手术治疗了。所以，在疼痛感一开始时，就应及早诊治。

手部按摩

【施治穴位】溃疡病是胃酸分泌过多所致，所以必须抑制胃的功能，减少胃酸的分泌。

初期的溃疡病的最有效治疗法，就是刺激胃肠点。刺激前谷、二间、中魁、中泉及食指第二关节上的前头点也可以治疗溃疡病。刺激一定要有足够的强度，若只是轻揉穴道，反而会促进胃酸的分泌。另外，应按摩胸痛点、止痛点，以加强疗效。

【施治反射区】揉按胃、胰、十二指肠、腹腔神经丛、肾、胆、肝、膀胱、输尿管等反射区；重点按摩胃、胰、十二指肠、腹腔神经丛反射区。

【专家提醒】本病在急性发作时，出现剧烈疼痛，应及时送医院诊治，防止出现胃出血、穿孔等严重并发症。平时应注意饮食调养，少吃多餐，不吃生冷及刺激性食物，进食时细嚼慢咽，起居有规律，不可暴饮暴食，戒酒，保持情绪乐观。

慢性结肠炎

慢性结肠炎又称慢性非特异性溃疡性结肠炎，病变主要累及直肠和乙状结肠，也可涉及降结肠和整个结肠，病理改变常局限于黏膜和黏膜下层。

慢性结肠炎临床表现以腹泻为主，排出含有血、脓和黏液的粪便，常伴有阵发性结肠痉挛性疼痛，并有里急后重，排便后可获缓解。患者腹部常有不同程度的压痛，尤其是左下腹。病情反复发作后，患者可表现出消瘦、贫血、低热等症状。

手部按摩

【施治穴位】可揉按合谷、三间、后溪、少府、四缝、中魁、便秘点、安眠点等。

【施治反射区】按摩升结肠、横结肠、降结肠、乙状结肠、直肠、腹腔神经丛、小肠、十二指肠、胃脾大肠区、肾上腺等反射区，重点按摩乙状结肠、直肠、腹腔神经丛反射区。

【专家提醒】治疗期间，应注意饮食调养及休息，避免情绪过度紧张及外感风寒，忌食生冷及刺激性食物。另外，本病需与痢疾（细菌性或阿米巴性）相鉴别，属后者应以药物治疗为主，辅以手部按摩。

高血压病

高血压病又称原发性高血压，以动脉血压持续性增高为主要症状。一般认为，在安静休息时，收缩压在 140 毫米汞柱及以上和（或）舒张压在 90 毫米汞柱及以上即为高血压。

高血压病主要以动脉血压升高，尤其是舒张压持续升高为特点。常伴有头痛、头晕、头胀、耳鸣、心悸、健忘、失眠、乏力等一系列神经功能失调的症状，也可出现视力模糊、肢体麻木等症。症状的轻重与血压高低不成比例。

高血压发病率较高，与年龄、职业、环境、肥胖、高盐饮食、嗜酒吸烟、精神因素、家族史有一定的关系。高血压也可作为某种疾病的一个临床症状，称为继发性高血压，如继发于泌尿系统疾病、心血管疾病、内分泌疾病、颅内疾病等，须与高血压病相区别。

高血压病并不可怕，可怕的是由此引发的并发症。其晚期会影响心、脑、肾等器官，引起冠状动脉病变、高血压性心脏病、脑动脉硬化、中风和肾功能减退等疾病。近年来，脑血管疾病和心血管疾病的发病率不断上升，其原因多是由于高血压未能得到及时控制所致。

手部按摩

【施治穴位】揉按合谷、内关、中冲、少冲、劳宫、降压点等。

【施治反射区】按摩血压区、大脑、垂体、心、肾、肾上腺、甲状腺、膀胱、输尿管等反射区，尤其是血压区、大脑、心及肾上腺反射区。

【专家提醒】中晚期患者，尤其是高血压脑病、高血压危象、急性脑血管疾病等，需及时、有效地用药物控制血压，防止并发症的发生。另外，需经常检测，关注自己的血压状况，注意休息，保证睡眠，饮食以低盐低脂、清淡为宜，戒烟酒。

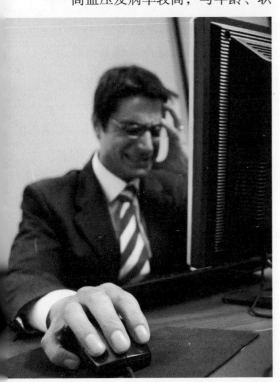

冠心病

冠心病全称为冠状动脉粥样硬化性心脏病，是指冠状动脉因发生了粥样硬化而产生了管腔狭窄或闭塞，导致心肌缺血缺氧而引起的心脏病，又称缺血性心脏病。

冠心病有多种类型，最为常见的是心绞痛和心肌梗死。典型心绞痛表现为胸骨上、中段后方或心前区突然疼痛，可放射至左肩背及上肢，甚至达到无名指和小指。

疼痛呈压榨样紧迫感，有时有濒死的恐惧感，重者可伴有面色苍白和出汗。发作时间一般为 1～5

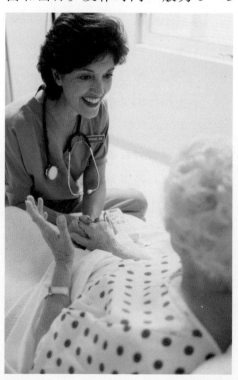

分钟，休息或含服硝酸甘油后迅速得到缓解。

老年心绞痛多不典型，有时仅表现为不规则的胸闷、憋气或胸部不适，疼痛可见于上腹部、左或右前胸部、颈或下颌等部位。

典型的心肌梗塞表现为心绞痛发作频繁，程度加重，持续时间延长，可达数小时至十余小时，疼痛范围可扩大到整个心前区，有时可达上腹部或颈、背部，常伴有大汗淋漓、恶心呕吐、烦躁不安，休息及服用硝酸甘油无效。

个别病人疼痛症状不典型，但常突然出现低血压、休克、心律不齐或心功能不全，表现为面色苍白，冷汗，神情淡漠，四肢湿冷，脉象细弱而快速不齐，胸憋，气急，呼吸困难，不能平躺等。

手部按摩

【施治穴位】揉按劳宫、少府、神门、关冲、大陵、中泉、虎口、十宣、胸痛点、安眠点。

【施治反射区】按摩心、肾、膀胱、输尿管、肾上腺、胸、垂体、甲状腺、胸椎等反射区，重点按摩心、肾、垂体、胸反射区。

【专家提醒】病情较重及反复发作者，应以药物治疗为主。手部按摩时，用力要轻，时间要短，并严密观察病情变化。平时应保持心情愉快，保证充足的睡眠，避免激动与剧烈运动，宜低脂清淡饮食，忌烟酒。

阳痿

阳痿是指成年男子阴茎不能勃起或勃起不坚，以致不能完成性交的一种病症。

大多数阳痿是由精神心理因素所造成的，主要表现为阴茎在性生活时不能勃起，或进入阴道后松弛，往往与性欲降低和排精障碍同时存在，也可单独出现。少部分阳痿可出现在器质性病变后，其特征是任何时候都不能勃起。

阴茎勃起极易受精神心理状态的影响，如疲劳、焦虑、情绪波动，甚至短暂的注意力转移等。偶然的一时性阳痿可在正常性生活中出现，但不能视为病态。此时如果不能正确对待，而把它当作一种精神负担，日久则可成为继发性阳痿的原因。

手部按摩

【施治穴位】按摩神门、少府、劳宫、阳池、中魁、安眠点、夜尿点等穴位。

【施治反射区】揉按肾、肾上腺、

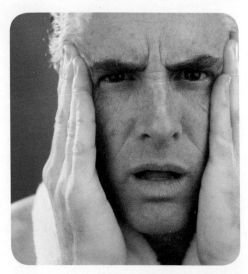

垂体、肝、生殖腺、输尿管、膀胱、腹股沟、腹腔神经丛等反射区，尤其是肾、垂体、生殖腺、肾上腺反射区。

【专家提醒】手部按摩治疗本病前，应排除器质性疾病。另外，应注意起居有节，劳逸结合，愉悦情志，节制房事。

前列腺炎

前列腺炎是前列腺组织的非特异性感染所引起的炎症性疾病，临床以尿频、尿急、尿痛、尿浊、排尿不畅为特点，还可伴有下腹部或会阴部坠胀、疼痛，甚至可表现为放射性疼痛。

前列腺炎可分为急性和慢性，急性者可有发热、尿痛及终末血尿等表现；慢性者多伴乏力、失眠及性功能紊乱等表现，而且病程长，病因复杂，常常使患者产生多种思想顾虑。

手部按摩

【施治穴位】揉按合谷、神门、劳宫、八邪、坐骨点等穴位。

【施治反射区】按摩前列腺、肾、输尿管、膀胱、生殖腺、腹腔神经丛、尿道、垂体、上下身淋巴结、肾上腺等反射区，尤其是前列腺、肾、输尿管、生殖腺反射区。

【专家提醒】治疗期间，应注意饮食起居，禁酒，少吃刺激性食物，避免过劳，节制或避免房事。另外，前列腺增生者可参阅前列腺炎的治疗，但增生严重者，需手术摘除。

面瘫

面瘫又称面神经炎或周围面神经麻痹等，是由于面神经发生的急性非化脓性炎症所致，以面部肌肉麻痹、口眼㖞斜为主要临床表现的一种神经系统病症。

面瘫常突然发病，多在清晨洗脸、漱口时发现口眼㖞斜，一侧面部表情肌瘫痪，前额纹消失，眼裂扩大，鼻唇沟平坦，口角下垂，面部被牵向健侧，病侧不能做皱眉、露齿、吹哨、鼓腮、瞪闭眼动作，进食时食物常留在患侧齿颊之间，饮水时水由患侧口

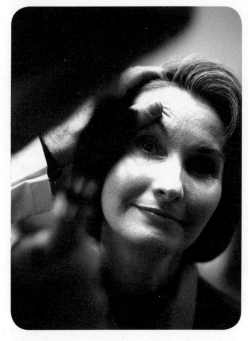

角漏出。

面神经麻痹大多采用中西医结合疗法，针灸按摩对面部神经的恢复具有显著的疗效。

手部按摩

【施治穴位】揉按合谷、液门、八邪、止痛点、牙痛点等穴位。

【施治反射区】按摩三叉神经、眼、上下颌、脑干、头颈淋巴结、肾、颈项、膀胱、输尿管、鼻、耳、肾上腺等反射区，尤其是三叉神经、上下颌、脑干反射区。

【专家提醒】注意与中枢性面瘫的区别，前者治疗时间较长。面瘫治疗期间，避免面部吹风受寒，注意休息，禁食辛辣之品。

三叉神经痛

三叉神经痛是一种以三叉神经支配区内反复出现的阵发性短暂性剧烈疼痛为临床特征的神经系统疾病，多发生在40岁以上的中老年或老年人。本病可分为原发性和继发性两种，原发性三叉神经痛的发病原因未明，继发性多由头面部疾病累及三叉神经所致。

三叉神经痛发作突然，痛如针刺、刀割、火灼或撕裂，可反射性地引起同侧面部抽搐、皮肤潮红等。疼痛的间歇期长短不定，短者仅数秒，长者数小时。患者面部常有疼痛敏感点，在谈话、进食、刷牙、洗脸等动作时触发。

三叉神经痛是一种顽固难治之症，至今还无特效疗法。手部按摩治疗原发性三叉神经痛有一定的疗效，可减少疼痛的程度和发作次数。对于继发性三叉神经痛，手部按摩可作为其辅助疗法，以增强止痛效果。

手部按摩

【施治穴位】揉按合谷、列缺、大陵穴、虎口、八邪、头痛点等穴位。

【施治反射区】按摩三叉神经、口腔、眼、耳、大脑、脑干、颈项、肾、膀胱、输尿管等反射区，重点按摩三叉神经、脑干、颈项反射区。

【专家提醒】治疗期间，应注意休息与面部保暖，戒辛辣之品。继发性三叉神经痛需根治原发病。

糖尿病

糖尿病是一种有遗传倾向的、内分泌失常的慢性代谢性疾病，由于体内胰岛素的相对或绝对不足，导致糖、脂肪和蛋白质代谢紊乱，主要表现为血糖升高和糖尿。临床表现以多饮、多尿、多食和体重减轻为主要特征。

糖尿病患者由于血糖利用障碍，易发生酮症酸中毒和高渗性昏迷，常常危及患者的生命。如果血糖长期得

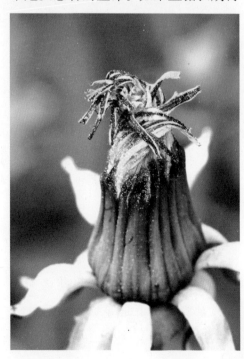

不到有效控制，将会引起血管损伤，尤其是小血管，从而产生各种并发症，导致心、脑、肾等器官的功能障碍。

手部按摩对轻型或中型糖尿病具有满意的疗效，但需坚持长期治疗。对重型糖尿病或用药患者，不可随意停药，必须听从医师的安排。

手部按摩

【施治穴位】揉按曲泽、间使、内关、曲池、合谷、劳宫、四缝、中泉、夜尿点等穴位。

【施治反射区】按摩胰腺、垂体、甲状腺、胃、十二指肠、肾上腺、脾、肾、膀胱、输尿管等反射区，尤其是胰腺、垂体、甲状腺、十二指肠反射区。

【专家提醒】养成良好的生活规律，适当参加力所能及的体力活动，避免过劳；饮食宜清淡，多吃新鲜蔬菜水果；控制糖的摄入，忌食肥甘厚味；避免精神紧张，保持皮肤清洁，预防各种感染。

骨质疏松症

骨质疏松症是老年较为常见的一种代谢性骨病，以骨痛、自发性骨折为主要临床表现。目前认为，性激素水平低下是导致骨质疏松症的主要原因。

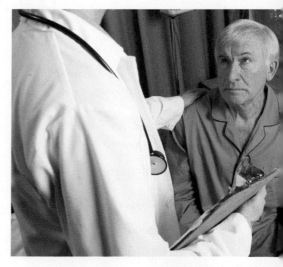

身材变短是一个早期的特征，患者常有驼背、上腹部出现横带状角化皮肤、消瘦及食欲减退等。影像学检查可见骨密度下降、骨质微细结构破坏等骨质疏松的表现。

有些骨质疏松症患者没有任何症状，而以四肢某部骨折或脊椎压缩性骨折而突然发病。有的则以腰背持续性钝痛或剧烈疼痛为特点，背举重物时加重，可因限制活动而减轻症状。

60岁以上的男性发病率约为10%，女性则是男性的3~5倍，是女性腰背疼痛的重要原因。有人认为骨质疏松症是老年人股骨颈骨折的主要原因，对老年人健康威胁很大。

手部按摩

【施治穴位】揉按内关、合谷、阳溪、阳池、太渊、八邪、中魁、腰痛点、坐骨点等穴位。

【施治反射区】按摩肾、生殖腺、膀胱、输尿管、垂体、甲状旁腺、胃、十二指肠、小肠等反射区，尤其是肾、生殖腺、甲状旁腺、垂体反射区。按摩时，用力应均匀柔和，切忌使用暴力，以防手骨骨折。

【专家提醒】继发于某些疾病后的骨质疏松症应注意原发病的治疗。平时应注意饮食起居，多食含钙并易消化的食物，如奶类、肉类、蛋类等。另外，适当锻炼能有效地预防骨质疏松的发生，但应注意运动的强度，以防骨折。

颈椎病

颈椎病又称颈椎综合征，是中年人的常见病、多发病，是由颈椎间盘退行性病变及颈椎骨质增生刺激或压迫颈部神经根、脊髓、椎动脉或交感

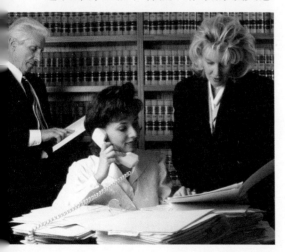

神经而引起的症状群，临床表现以颈肩部疼痛、活动受限、手臂麻木、肌肉萎缩等为特征。

颈椎病根据压迫的不同部位和临床症状，可分为神经根型、脊髓型、椎动脉型、交感神经型和混合型五型。其中以神经根型最为多见，约占颈椎病的65%。

手部按摩可以解除患部肌肉和血管的痉挛，改善血液循环，增强局部的血液供应，促进病变组织的修复，同时有利于消除肿胀，缓解对神经根或其他组织的压迫，从而减轻或消除症状。对脊髓型颈椎病，手部按摩效果欠佳。

手部按摩

【施治穴位】揉按列缺、内关、外关、后溪、合谷、外劳宫、止痛点等穴位。

【施治反射区】按摩颈椎、颈项、斜方肌、颈肩、肾、头颈淋巴结、胸椎、甲状旁腺、输尿管、膀胱等反射区，尤其是颈椎、颈项、斜方肌反射区。

【专家提醒】治疗过程中应配合颈部的功能锻炼，如颈部的前屈、后伸、侧屈等，但幅度不宜过大，特别是颈部转动时。同时，应注意局部保暖，若能配合颈椎牵引或使用颈托，则效果更佳。

腰椎间盘突出症

腰椎间盘突出症是因腰椎间盘退行性变、破裂，髓核突出纤维环，压迫神经而出现的综合征，主要表现为腰痛，咳嗽、喷嚏、用力大小便时疼痛加重，常伴有下肢放射痛，腰部相应的小关节区域有明显压痛，棘突旁肌肉痉挛，棘突单个或多个偏歪。

手部按摩虽然对腰椎间盘突出症没有立竿见影的效果，但它可以解除腰臀部的肌肉痉挛，降低椎间盘内的压力，有利于突出物的回纳，且能消除局部水肿，松解粘连，促进损伤神经根的修复，具有较好的远期疗效。

手部按摩

【施治穴位】揉按后溪、合谷、腰痛点、内关、液门、坐骨点、止痛点等穴位。

【施治反射区】按摩腰椎、骶骨、

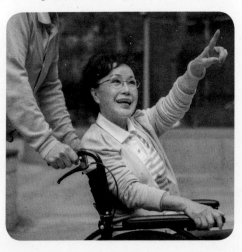

肾、肾上腺、髋关节、膝关节、膀胱、输尿管、垂体、甲状旁腺、上下身淋巴结、腹腔神经丛等反射区，尤其是腰椎、骶骨、肾、肾上腺反射区。

【专家提醒】治疗期间需卧硬板床休息，并配合复位牵引治疗，以增强疗效。

慢性咽炎

慢性咽炎是指咽部黏膜的慢性弥漫性炎症，常因急性咽炎未得到及时和适当的治疗而反复发作，导致咽部慢性充血、肿胀、增生而形成的。此外，长期过量喝酒、吸烟、粉尘、化学气体刺激咽部，发音过度以及上呼吸道感染均可导致慢性咽炎。

慢性咽炎主要表现为咽部有异物感，发痒、干燥、灼热或轻微的疼痛，或有刺激感，每于用嗓过度、饮酒抽烟后症状加重。

手部按摩具有改善咽部血液循环、调节免疫、增强体质的作用，对慢性咽炎具有良好的治疗效果，若配合适当的药物则效果更佳。

手部按摩

【施治穴位】揉按二间、少泽、鱼际、少商、液门、咽喉点等穴位。

【施治反射区】按摩头颈淋巴结、

胸腺淋巴结、喉、扁桃体、肺、肾、肾上腺、输尿管、膀胱、上下颌、口腔、上身淋巴结等反射区，尤其是喉、扁桃体、头颈淋巴结、胸腺淋巴结反射区。

【专家提醒】平时饮食要清淡，忌食辛辣、戒烟酒，保持大便通畅，还应注意生活环境，保持室内空气新鲜、湿润。另外，急性咽炎、扁桃体炎等均可参照本病进行治疗。

老年性白内障

晶状体由于年龄、系统疾患、先天因素和外伤等原因而出现部分或全部浑浊，导致视力渐进性减退的眼科疾病称为白内障，好发于中老年人，以视物模糊为主要表现。

白内障一般可分为老年性白内障、外伤性白内障、先天性白内障和并发性白内障四种，其中前两种最为多见。

老年性白内障主要表现在晶状体上皮细胞的增生和退行性变性及皮质纤维的肿胀、浑浊和纤维间有蛋白样液体凝集，主要由于生理老化、代谢衰退和营养不良等因素所引起。

手部按摩

【施治穴位】揉按养老、合谷、

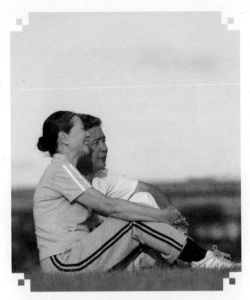

神门、劳宫、少府、小骨空、退热点等穴位。

【施治反射区】按摩眼、额窦、肝、肾、肾上腺、头颈淋巴结、膀胱、输尿管、生殖腺等反射区，尤其是眼、额窦、头颈淋巴结、肝、肾反射区。

【专家提醒】必要时，需采取中西医综合治疗或手术处理。平时应注意用眼卫生，不长期阅读，积极治疗伴发的全身疾病，如高血压、糖尿病、动脉硬化等。

痤疮

痤疮俗称粉刺，又称青春痘，是青春发育期的毛囊皮脂腺的慢性炎症性疾病，好发于颜面部及胸背上部等皮脂丰富处。

99

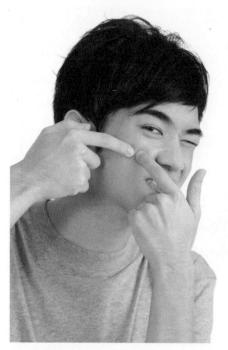

发育成熟后，性激素分泌增加，在雄激素及黄体酮影响下，皮脂腺增大，分泌大量而黏稠的皮脂，同时伴有毛囊口上皮增生及角化过度，致使排泄不畅而阻滞在毛囊及毛囊口内，形成粉刺。

本病好发于青年，男多于女。病变初期为散在性毛囊性丘疹，顶端有粉刺。若将粉刺挤出，可见其下扩大之毛囊口。如合并感染，则为炎性丘疹，可发展为脓疱。

本病轻症患者，一般不需特别治疗，青春期后多可自愈。面部发作严重者，如不加以控制，会遗留点状凹陷性瘢痕和色素沉着，影响美观。

手部按摩能促进体内多余的皮脂

及代谢废物的排出，还能调节内分泌腺的活动，平衡激素水平，从而减少性激素分泌过多对皮脂腺的影响。

手部按摩

【施治穴位】揉按鱼际、合谷、少泽、八邪、止痒点等穴位。

【施治反射区】按摩肺、胃、肾、肾上腺、大肠、膀胱、输尿管、生殖腺、垂体、上下身淋巴结、头颈淋巴结、前列腺（子宫）等反射区，尤其是肺、胃、肾上腺、大肠、生殖腺反射区。

【专家提醒】应注意调整饮食结构，少吃辛辣肥甘之品，多吃素菜与水果，保持心情愉快与大便通畅。

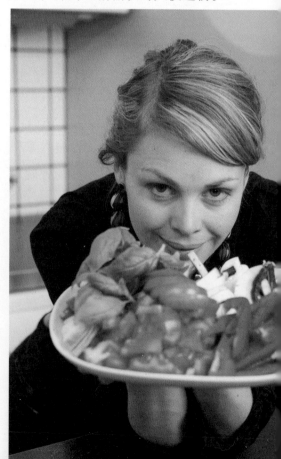

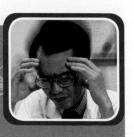

拔　罐

　　拔罐是家庭保健中的常用方法，许多常见疾病都可以用拔罐来治疗。不过，拔罐时须熟知穴位，并掌握好手法，以免造成伤害或加重病情。

急性上呼吸道感染

　　急性上呼吸道感染是由病毒或细菌引起的鼻、鼻咽和咽喉部急性炎症的总称，简称"上感"。临床以鼻塞、喷嚏、咳嗽、头痛、全身不适为特点。本病传染性强，发病率高，且四季均可发生。

【拔罐部位】

　　1. 头颈部：太阳（为经外奇穴，位于眉梢与目外眦连线外开1寸的凹陷中）、迎香、风池、风府、大椎。

　　2. 背部：风门、肺俞。

　　3. 上肢部：尺泽、曲池、列缺、合谷、肩井。

支气管扩张

　　支气管扩张症是指支气管解剖结构上出现不可复原性的扩张和变形，或有化脓性病变。其特点是反复的咳嗽、咳痰、咯血，支气管管壁破坏和管腔扩张。听诊肺下叶有湿哕音。胸片呈肺纹理粗乱，或有轨道状、卷发圈状阴影，支气管造影显示特征扩张病变。一年四季均可发病，以成人多见。

【拔罐部位】

　　1. 背部：肺俞、膏肓。

　　2. 胸腹部：天突、膻中、中脘。

　　3. 上肢部：尺泽、曲池、列缺。

肺炎

　　肺炎是指肺实质的急性炎症，多为细菌感染所引起。主要表现为畏寒

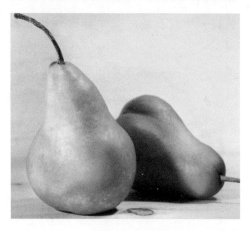

或寒战、发热等全身毒血症症状。呼吸道症状则以咳嗽呈刺激性干咳、咳痰、胸痛等为多见。肺炎常见体征有发热，可呈持续或弛张热型，体温可高达39℃～40℃以上，心率增快。肺部感染严重者可出现发绀、气促、鼻翼翕动等症状。一年四季皆可发病，多发于冬春，以青壮年多见。

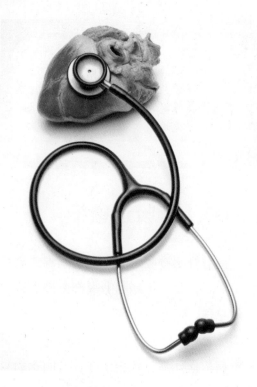

【拔罐部位】

1. 背部：风门、肺俞。

2. 腹部：中脘。

3. 上肢部：曲池、列缺、太渊。

4. 下肢部：丰隆、复溜。

慢性肺源性心脏病

慢性肺源性心脏病是慢性支气管炎、肺气肿、其他肺胸疾病或肺血管病变引起的心脏病。患者多有长期咳嗽、咳痰史，逐渐出现气短，体检可见肺气肿体征。随病情发展，导致呼吸衰竭和心力衰竭。呼吸衰竭可见胸闷、气短、心悸、乏力，甚则可见口唇、舌或口腔黏膜发绀，甚至昏迷。心力衰竭可见呼吸困难、心悸、尿少、恶心、呕吐、右上腹胀痛以及右心室扩张的体征。

【拔罐部位】

1. 背部：肺俞、脾俞、肾俞。

2. 腹部：气海。

3. 上肢部：内关、神门。

4. 下肢部：足三里。

肺气肿

肺气肿是指终末细支气管远端部分，包括呼吸细支气管、肺泡管、肺泡囊和肺泡的持久性扩大，并伴有肺泡壁的破坏。患者常有反复咳嗽、咳痰或喘息的病史，随病情发展可出现气短、气促、胸闷、疲乏无力、纳差，寒冷季节或呼吸道感染时，咳嗽、咳痰和气急加重。最后可导致呼吸衰竭和右心衰竭。

【拔罐部位】

1. 背部：大椎、肺俞。

2. 胸部：膻中。

3. 下肢部：足三里。

慢性支气管炎

慢性支气管炎是指气管、支气管黏膜及其周围组织的慢性炎症。临床上以咳嗽、咳痰反复发作为特点。寒冷地区多见此病，其病发生年龄多在40岁以上，且病程较长。

【拔罐部位】

1. 头颈部：风池、天柱、大椎。

2. 背部：大杼、肺俞。

3. 胸腹部：中府、膻中、中脘。

4. 上肢部：列缺、合谷。

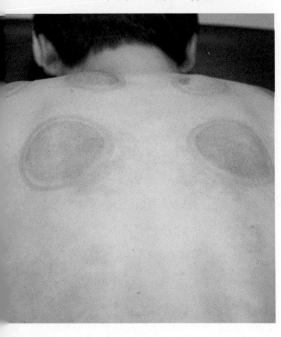

支气管哮喘

支气管哮喘是一种由变应原或其他因素引起的变态反应性疾病，临床常表现为发作性带有哮鸣音的呼吸困难，兼见胸闷、气急、咳嗽多痰。本病好发于秋冬季节，且病人多于12岁前开始发病。

【拔罐部位】

1. 背部：定喘（为经外奇穴，在大椎穴旁开0.5寸处）、肺俞。

2. 胸部：天突、膻中、中府。

3. 上肢部：天府、尺泽、列缺。

4. 下肢部：足三里。

高血压病

高血压病是以动脉血压升高，尤其是舒张压持续升高为特点的全身性慢性血管疾病，临床上凡收缩压等于或高于140毫米汞柱，舒张压等于或高于90毫米汞柱，具有二者之一者即可诊断为高血压。

【拔罐部位】

1. 头颈部：印堂（为经外奇穴，位于两眉头连线的中点）、太阳、风池、风府、人迎。

2. 背部：心俞、肝俞、肾俞。

3. 腹部：中脘、大横、气海。

4.上肢部：曲池。

5.下肢部：三阴交、涌泉、太冲、足三里。

冠心病

冠心病全称冠状动脉粥样硬化性心脏病，常可引起突然死亡。临床主要表现为胸闷、心悸、心前区刺痛，心烦易怒、头晕耳鸣等。本病多发生在40岁以上，男多于女，脑力劳动者多于体力劳动者，是危害大众健康的常见病。

【拔罐部位】

1.背部：肺俞、心俞、膈俞。

2.胸部：膻中、乳根。

3.上肢部：内关、通里、神门。

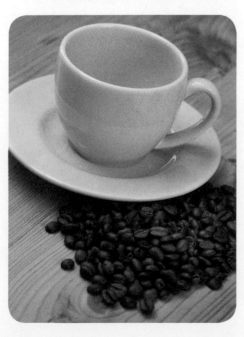

低血压

是指肱动脉血压低于90毫米汞柱，65岁以上的人低于100毫米汞柱者。原发性低血压可无任何自觉症状，只是在体检中发现，部分人有头晕、眼花、健忘、乏力或胸闷，甚至晕厥等症。体位性低血压及症状性低血压除有头晕、头痛、乏力、健忘、晕厥等低血压、脑缺血症状外，并有引起低血压原发病的各种症状、体征。引起低血压的原发病包括一些心血管疾病以及使用某些药物，如扩血管药、降压药、镇静剂等。

【拔罐部位】

1.腹部：关元。

2.上肢部：内关。

3.下肢部：足三里、涌泉。

心肌梗死

心肌梗死是由于部分心肌迅速发生严重而持久的缺血、缺氧而导致的心肌坏死，是内科常见的危重病症之一。主要症状为疼痛，一般都突然发生，持续半小时乃至几小时，甚至可十几个小时不缓解。疼痛多剧烈难忍，常伴紧闷或压迫感，有的可呈压榨性伴有窒息感。疼痛部位常位于胸骨中

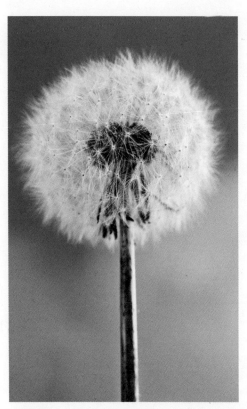

主要表现为二尖瓣狭窄或关闭不全、主动脉瓣狭窄或关闭不全的症状和体征。如表现为呼吸困难、咯血、胸痛、头晕、耳鸣、眩晕、昏厥、心绞痛及左心室衰竭等，容易发生猝死。

【拔罐部位】

1. 背部：心俞、肺俞。

2. 胸腹部：膻中、水分、中极。

3. 上肢部：曲泽、间使、通里、神门。

4. 下肢部：阳陵泉、飞扬。

病毒性心肌炎

心肌炎是全身各种疾病在心肌的炎性表现。病毒、细菌等感染，化学、物理因素等均可引起心肌炎。初期有发热、咽痛、全身酸痛、腹泻等症状。出现上呼吸道或肠道感染症状者高达70％～95％。心肌炎发展到一定程度可出现胸闷、憋气、胸痛、心悸、乏力、气短、头晕等症状，少数患者有昏厥，重度心肌炎很快发生心力衰竭或休克。

【拔罐部位】

1. 背部：心俞。

2. 胸部：膻中。

3. 上肢部：曲池、手三里、内关、神门、外关、合谷。

上后部。疼痛时可伴呕吐、恶心、腹胀、大便不通。急性心肌梗死可见并发症，如心律失常、心力衰竭、休克等。

【拔罐部位】

1. 背部：厥阴俞、心俞。

2. 胸部：膻中。

3. 上肢部：间使、内关。

4. 下肢部：足三里。

风湿性心瓣膜病

风湿性心瓣膜病是急性风湿热心脏炎后遗留下来的以瓣膜病变为主的心脏病，主要侵犯主动脉瓣和二尖瓣。

心肌病

心肌病泛指不是由于心瓣膜病、先天性畸形、冠状动脉粥样硬化、体循环或肺循环高压等引起的，而病变主要在心肌的一类心脏病。其临床表现为心脏增大，可发生心力衰竭、心律失常及栓塞等现象，如气急、水肿、头晕、乏力、心前区痛、呼吸困难、心力衰竭、心绞痛等。

【拔罐部位】

1. 背部：心俞。

2. 上肢部：肩、曲池、外关、合谷、内关、神门、少府。

3. 下肢部：环跳、阳陵泉、足三里、解溪、太冲。

心律失常

心律失常又称心律紊乱，是指心脏搏动的起源和节律、传递顺序以及搏动在心脏各部位的传导速度中任何一个环节发生异常者。常见病因病理有窦性心动过速、心动过缓、心律不齐、病态窦房结综合征、房室传导阻滞等。临床表现主要有心悸（心动过速心率在 100～150 次／分，心动过缓心率低于 60 次／分）、胸闷、气急、眩晕，甚则心前区疼痛。

【拔罐部位】

1. 背部：心俞、膈俞。

2. 胸部：膻中。

3. 上肢部：内关、神门。

4. 下肢部：足三里。

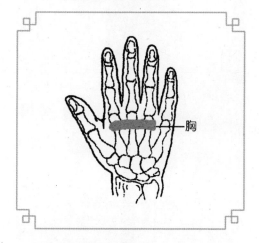

胸

反流性食管炎

反流性食管炎系指胃肠内容物反流到食管内而引起的食管黏膜炎性疾病。临床表现为上腹部或胸骨后烧灼感或疼痛，常发生于餐后平卧或躯干前屈、剧烈运动时，仰卧与倒卧时加重，直立或服制酸剂可缓解。反流较重的常有酸性物或苦味内容物溢入咽部及口腔。重症患者可出现间歇性，甚至持续性吞咽困难和呕吐。

【拔罐部位】

1. 背部：膏肓、心俞、膈俞、肝俞、胃俞。

2. 胸部：华盖、紫宫、玉堂、膻中。

3. 腹部：梁门、关门、太乙、滑肉门、上脘、中脘、建里、下脘。

4. 下肢部：足三里、三阴交。

急性胃炎

急性胃炎是由各种不同因素引起的胃黏膜，甚至胃壁的急性炎症，伴有肠炎者又称胃肠炎。多因食物不慎引起，多发生于夏秋季，起病急骤，表现为恶心、呕吐、上腹部不适或疼痛、食欲减退等，常伴有肠炎、腹泻、日达数次乃至十数次，粪便一般呈水样，有恶臭，少数含有黏液。严重患者可有发热、脱水，甚至电解质紊乱、酸中毒和休克。

【拔罐部位】

1. 颈部：大椎。
2. 腹部：中脘、天枢、关元。
3. 上肢部：内关。
4. 下肢部：足三里、解溪。

慢性胃炎

慢性胃炎为胃黏膜非特异性慢性炎症。临床表现多无特异性症状，一般有阵发性或持续性上腹部不适、胀痛或烧灼感，及持久的轻度恶心、食欲不振、口苦、进食易饱、呕吐等症

状。常反复发作，以 20～40 岁的男性多见。但萎缩性胃炎则以 40 岁以上为多见，本病为临床常见病、多发病之一。

【拔罐部位】

1. 背部：膈俞、肝俞、胆俞、脾俞、胃俞、三焦俞、肾俞、气海俞、大肠俞。
2. 腹部：中脘、天枢。
3. 下肢部：足三里、阴陵泉。

胃肠神经官能症

胃肠神经官能症是由于高级神经功能紊乱所引起的胃肠功能障碍，主要为肠胃分泌与运动功能紊乱，病人并无器质性病变。临床表现胃部症状如出现呕吐、恶心、畏食、反酸、嗳气、食后饱胀、上腹不适或疼痛。肠部症状如出现腹痛或不适、腹胀、肠鸣、腹泻或便秘。但常伴失眠、焦虑、精神涣散、神经失常、头痛等其他功

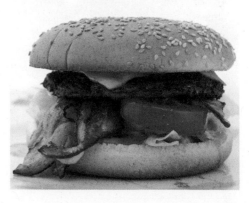

能性症状。该病多见于青壮年，且女性高于男性。

【拔罐部位】

1. 头部：风池、天柱。

2. 背部：脾俞、胃俞。

3. 胸腹部：缺盆、屋翳、期门、梁门、章门、滑肉门。

4. 下肢部：足三里。

胃与十二指肠溃疡病

胃与十二指肠溃疡病统称为消化性溃疡。临床以慢性反复发作性上腹部疼痛为特点。胃溃疡多在饭后痛，而十二指肠溃疡则多在空腹时痛，腹痛性质多为隐痛、烧灼样痛、钝痛、饥饿痛或剧痛，同时还可伴有嗳气、反酸、流涎、恶心、呕吐等症状。本病可发生于任何年龄，但以青壮年为

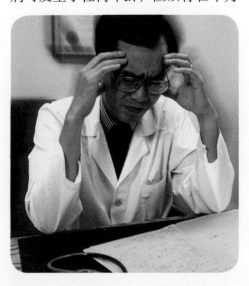

多，且男性多于女性，二者之比为3：1。

【拔罐部位】

1. 肩背部：肩井、脾俞、胃俞。

2. 胸腹部：膻中、中脘、章门、天枢。

3. 上肢部：内关、手三里、合谷。

4. 下肢部：足三里。

溃疡性结肠炎

本病又称慢性非特异性溃疡性结肠炎，是以结肠黏膜广泛溃疡为主征的结肠炎症。本病起病可急可缓，症状轻重不一。主要症状为腹泻（每日数次到十数次，可为稀水便、黏液血便、脓血便或血便），腹痛（多为隐痛或下腹绞痛，时有里急后重），可伴见食欲减退、上腹饱胀、恶心呕吐及消瘦贫血、失水、急性期发热等全身症状。该病可发生于任何年龄，但以青壮年为多。

【拔罐部位】

1. 腰背部：脾俞、肾俞、命门、志室、大肠俞。

2. 腹部：中脘、章门、天枢、气海、关元。

3. 上肢部：手三里、合谷。

4. 下肢部：足三里。

慢性胰腺炎

慢性胰腺炎是指胰腺组织反复发作性或持续性炎性病变。早期仅见上腹部不适、食欲不振、阵发性上腹部痛，放射到上腰区，食后加重，身体坐位前屈时减轻。疼痛加剧且成持续性，常伴有恶心、呕吐、脂肪泻，或有持续性、间歇性黄疸，或发热、或呕血，久病以后可有消瘦、衰弱及营养不良。本病男性发病多于女性。

【拔罐部位】

1. 背腰部：肝俞、脾俞、筋缩、脊中、魂门、意舍。

2. 腹部：中脘、天枢。

3. 下肢部：足三里、丰隆、丘墟。

慢性阑尾炎

慢性阑尾炎是指因阑尾壁纤维组织增多，管腔部分狭窄或闭合，周围粘连形成等病理变化引起的慢性炎症性疾病。其临床表现以反复发作的右下腹疼痛伴有恶心、腹胀、腹泻、便秘等常见消化系统症状为特征。

【拔罐部位】

1. 背部：大肠俞、关元俞、次髎。

2. 腹部：大横、天枢。

3. 上肢部：合谷。

4. 下肢部：足三里、阑尾穴（为经外奇穴，在足三里穴下 1.5 ~ 2 寸压痛最明显处）、阴陵泉、三阴交。

慢性腹泻

慢性腹泻是临床消化系统疾病中的常见疾病，以排便次数增多、粪便稀薄为主要临床表现。持续或反复超过 2 个月者，称慢性腹泻。

【拔罐部位】

1. 腰背部：脾俞、肾俞、大肠俞、次髎。

2. 胸腹部：下脘、气海、关元。

3. 下肢部：足三里。

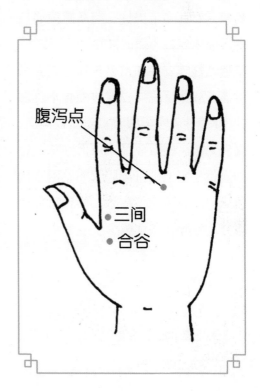

腹泻点

三间

合谷

便秘

便秘是指大便秘结，排便时间延长，或虽有便意，而排便困难。

【拔罐部位】

1. 背部：脾俞、胃俞、肾俞、大肠俞、八髎。

2. 腹部：中脘、天枢、大横、关元。

3. 下肢部：足三里。

胆道系统感染和胆石症

胆道系统感染包括急、慢性胆囊炎、胆管炎等。胆石症包括胆囊内、胆总管、肝内胆管结石等。多发于青壮年，女性多于男性。胆系感染属急性者临床表现为寒战高热、右上腹痛，呈持续性阵发性加重，黄疸、胆囊区触痛，或伴反跳痛，或伴消化不良症状。属慢性者右上腹常呈隐痛或钝痛，餐后尤甚。胆石症临床可无症状，但如嵌顿于胆道则可见胆绞痛、阻塞性黄疸，或胆道感染症状。痛剧时常伴恶心、呕吐和饮食减少。

【拔罐部位】

1. 背部：肝俞、胆俞。

2. 胸肋部：期门、日月。

3. 下肢部：阳陵泉、胆囊穴、太冲。

慢性胆囊炎

慢性胆囊炎是胆囊纤维组织增生及慢性炎性细胞浸润性疾病，是最常见的胆囊疾病。临床表现为上腹或右上腹不适感，持续性钝痛或右肩胛区疼痛、腹胀、胃灼热、嗳气、反酸和恶心顽固不愈，在进食油煎或脂肪类食物后可加剧，也可有餐后发作的胆绞痛。

【拔罐部位】

1. 背部：曲垣、膈俞、肝俞、胆俞。

2. 胸腹部：日月、梁门、太乙、章门。

3. 下肢部：足三里、胆囊穴（为经外奇穴，位于阳陵泉穴直下2寸左右之压痛最明显处）。

慢性肾小球肾炎

慢性肾小球肾炎简称慢性肾炎，

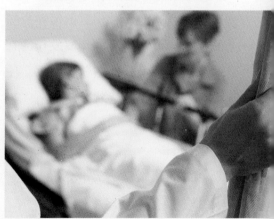

是由多种病因引起的原发于肾小球的慢性炎症性疾病。临床上以尿异常改变（蛋白尿、血尿及管型尿）、水肿、高血压及肾功能损害等为其特征。病程迁延，晚期可出现肾功能衰竭。本病可发生在不同年龄，尤以青壮年为多，男性发病率较女性为高。

【拔罐部位】

1. 背部：脾俞、肾俞、命门。

2. 腹部：上脘、中脘、气海、水道、关元。

3. 下肢部：足三里、三阴交、太溪。

肾盂肾炎

肾盂肾炎是指肾脏肾盂部位的炎症。多因细菌上行感染所致，分急性和慢性两种。急性肾盂肾炎全身症状有发热、寒战、恶心、呕吐等和尿路感染症状，如尿急、尿频、尿痛、腰痛，其中以发热、腰痛为主要症状。慢性肾盂肾炎全身症状有面色萎黄、低热、头昏、疲乏、食欲减退和膀胱刺激征，如尿频、尿急、腰酸或腰痛。

【拔罐部位】

1. 背部：肾俞、膀胱俞。

2. 腹部：中极。

3. 下肢部：委阳、阴陵泉、三阴交、太溪、照海。

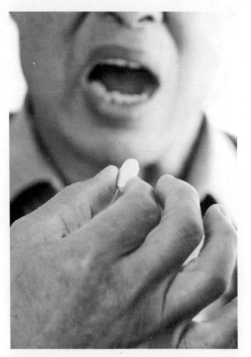

泌尿系结石

泌尿系结石亦称尿石症，是肾结石、输尿管结石、膀胱结石和尿道结石的总称。其病变为结石形成后在泌尿系造成局部创伤、梗阻或并发感染。

【拔罐部位】

1. 背部：三焦俞、肾俞、膀胱俞、次髎。

2. 腹部：气海、关元、中极。

3. 下肢部：足三里、阴陵泉、交信、太冲。

尿潴留

尿潴留系指尿液留滞膀胱，不能

随意排出的疾病，是泌尿系统常见的疾患。患者自觉尿意强烈，但不得排出，或仅能排出极少量尿液而不能完全排空。下腹部胀满疼痛，兼见精神紧张、烦躁不安等症状。

【拔罐部位】

1. 背部：命门、上髎、次髎、膀胱俞。

2. 腹部：关元、中极。

3. 下肢部：阴陵泉、三阴交、太溪。

再生障碍性贫血

再生障碍性贫血是由多种原因引起的骨髓干细胞、造血微环境损伤以及免疫机制改变，导致骨髓造血功能衰竭，出现以全血细胞减少为主要表现的疾病。急性型发病多急骤，常以贫血或出血发病，出血除皮肤、黏膜出血外，常有内脏出血，如便血、吐血、尿血、子宫出血、眼底出血等。慢性型发病多缓慢，常以贫血发病，出血较轻，常见于皮肤黏膜和齿龈出血。

【拔罐部位】

1. 背部：心俞、膏肓、脾俞、肾俞。

2. 胸腹部：膻中、气海。

3. 下肢部：血海、足三里。

硬皮病

硬皮病是一种结缔组织疾病，分局限性和系统性两种类型，前者主要表现为局限性皮肤硬化，后者除皮损外，并可累及内脏器官。胃肠道受累可有食欲不振、腹痛、腹胀、腹泻与便秘交替等。心脏受累可见气急、胸闷、心绞痛及心律失常，严重者可致左心或全心衰竭。肺部受累可表现为呼吸困难和中度咳嗽。肾脏受累可发生硬化性肾小球肾炎，出现慢性蛋白尿、高血压等。

【拔罐部位】

1. 背部：大椎、肺俞、膈俞、脾俞、命门、肾俞。

2. 腹部：气海、关元。

3. 下肢部：足三里。

干燥综合征

干燥综合征为一种慢性炎症性自身免疫性疾病，主要侵犯唾液腺和泪腺。女性患者占绝大多数，大多发病于 40 岁以后。临床以眼干（干燥性角膜结膜炎）、口腔干燥为主要表现特点。临床表现为眼睛干涩，少泪或无泪，口鼻干燥，甚至吞咽困难，阴道干涩、腮腺反复肿胀、关节游走性疼痛、皮肤干燥，有鳞屑和痒感，伴有低热、声音嘶哑、大便坚结，患者以 40～60 岁闭经的女性为主。

【拔罐部位】

1. 背部：肾俞、命门。

2. 腹部：气海、关元、曲骨。

3. 下肢部：足三里。

糖尿病

糖尿病是一种由遗传基因决定的全身慢性代谢性疾病。由于体内胰岛素的相对或绝对不足而引起糖、脂肪和蛋白质代谢的紊乱。其主要特点是高血糖及糖尿。临床表现早期无症状，发展到症状期临床上可出现多尿、多饮、多食、疲乏、消

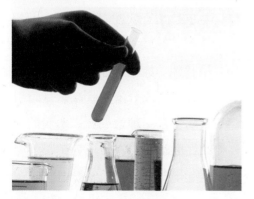

瘦等症候群，严重时发生酮症酸中毒。常见的并发症及伴随症有急性感染、肺结核、动脉粥样硬化、肾和视网膜等微血管病变等。

【拔罐部位】

1. 背部：大椎、肺俞、肝俞、脾俞、肾俞、命门。

2. 腹部：中脘、关元。

3. 上肢部：太渊、鱼际、曲池、合谷。

4. 下肢部：足三里、三阴交、内庭、太溪、太冲。

肥胖症

肥胖症又称肥胖病。成人标准体重（千克）=〔身高（厘米）－100〕×0.9。实测体重超过标准体重10%～19% 者为超重；超过 20% 者为肥胖；超过 20%～30% 者为轻度肥胖，超过 30%～50% 者为中度肥胖，超过 50% 者为重度肥胖。临床表现有易疲乏无力、气短、嗜睡，易发生心脏扩大、心力衰竭，或出现食欲亢进、容易饥饿，或闭经、阳痿、不育等性功能异常，易腰背痛、关节痛、怕热、多汗等。

【拔罐部位】

1. 背部：夹脊（为经外奇穴，位

于第 1 胸椎至第 5 腰椎，各椎棘突下旁开 0.5 寸）。

2.腹部：天枢、大横、气海、关元。

3.下肢部：梁丘、足三里、丰隆、血海、公孙。

高脂血症

血脂乃血浆或血清中脂类的统称，包括许多脂溶性物质，其主要成分为胆固醇、甘油三酯、磷脂、游离脂肪酸等。血中脂类含量超过正常称为高脂血症，又称高脂蛋白血症。临床上有反复发作的腹痛，有时伴有发热。出现黄色瘤，在皮肤、黏膜出现黄色丘疹称为疹型黄瘤；发生于眼睑部称为黄色斑；发生于手肘、跟肌腱、膝肌腱等处称为肌腱黄色瘤；发生于皮肤受压部，如膝、肘、臀部，手指手掌褶皱处称皮下结节黄色瘤。

【拔罐部位】

1.背部：肺俞、厥阴俞、心俞、督俞。

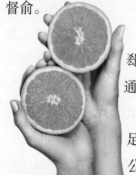

2.上肢部：郄门、间使、内关、通里、曲池、合谷。

3.下肢部：足三里、三阴交、公孙、太冲。

痛风

痛风是由于长期嘌呤代谢紊乱所致的疾病。早期表现为单关节炎症，以第一跖趾及拇趾关节为多见，其次为踝、手、腕、膝、肘及足部其他关节。受累关节可出现红、肿、热、痛及活动受限。出现痛风石，以沉积于关节和肾脏较为多见，在皮下结缔组织处的痛风石常形成黄白色赘生物，一般以外耳的耳轮、跖趾、指间和掌指关节等处的痛风石易被发现。关节出现肥大、畸形、强硬及活动受限。常并发肾结石、伴肾绞痛、血尿。

【拔罐部位】

1.背部：肝俞、脾俞、三焦俞、肾俞。

2.上肢部：肩髃、肩贞、曲池、手三里、外关、阳池、合谷。

3.下肢部：膝眼、阳陵泉、中封、昆仑、解溪、丘墟。

甲状腺功能减退症

甲状腺功能减退症（简称甲减）是甲状腺合成或分泌甲状腺素受阻引起的疾病，是一种常见病。本病的主要症状在婴幼儿期，表现为生长发育迟缓、起坐、行走、语言开始较晚、乳齿发生也迟、体温偏低、少哭笑、反应迟钝、前囟门迟闭、口角流涎、精神呆滞、脸苍白或浮肿等；幼年期发育仍迟缓、智力较差；成年期则表现为恶寒无汗、乏力懒动、四肢不温、健忘、耳鸣、耳聋、食欲不振、腹胀便秘、面部及胫前黏液性水肿，女子出现性欲淡漠、月经不调等妇科病。

【拔罐部位】

1. 背部：脾俞、肾俞。

2. 腹部：中脘、气海、关元。

3. 下肢部：足三里。

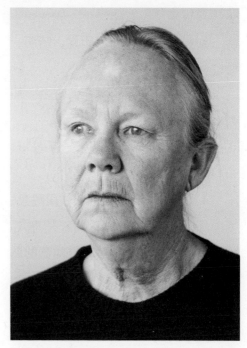

甲状腺功能亢进症

甲状腺功能亢进症（简称甲亢）是由多种病因引起的甲状腺素分泌过多所致的一种常见内分泌疾病。本病多见于女性，20 ~ 40 岁最为多见。表现为神经过敏、急躁、精神紧张、思想不集中等。双手平举伸展时有手指细震颤、腱反射亢进。食欲亢进、多食善饥、体重减轻、乏力。甲状腺肿大、突眼、目光有神。心悸、心动过速、收缩压增高、舒张压降低、阳痿、闭经、肌肉无力或萎缩等。

【拔罐部位】

1. 背部：夹脊。

2. 胸腹部：气舍、天突、期门。

3. 上肢部：间使、内关、神门、太渊、合谷。

4. 下肢部：足三里。

脑血管意外后遗症

脑血管意外后遗症又称急性脑血管疾病，是指脑部局灶性血液循环发生障碍，导致以不同程度的意识障碍及神经系统局部受损为特征的一组疾病。如脑出血、蛛网膜下腔出血、脑血栓、脑栓塞等。本病以一侧上下肢瘫痪无力、口眼㖞斜、舌强语塞为主证。兼见口角流涎、吞咽困难等表现。本病多发生在中年以上，尤其多见于高血压和动脉硬化患者。

【拔罐部位】

1. 头面部：太阳、印堂、睛明、颧髎、下关、颊车。

2. 背部：天宗、膈俞、肝俞、胆俞、肾俞。

3. 上肢部：尺泽、曲池、手三里、合谷。

4. 下肢部：环跳、风市、阳陵泉、委中、承山、伏兔、膝眼（为经外奇穴，位于膝关节伸侧面，髌韧带两侧的凹陷中）、解溪。

帕金森病

帕金森病旧称震颤麻痹，是以肌张力增强和震颤为特征的锥体外系病变。一般将原因不明者称为帕金森病，查明原因者则根据其原因命名为综合征。帕金森病发病年龄多在40岁以上，男多于女。其基本症状包括震颤、肌强直、运动减少或运动消失以及位置和平衡紊乱；继发或伴发症状有发音障碍、痴呆、抑郁症、口涎过多等。

【拔罐部位】

1. 头颈部：人中、下关、风池。

2. 上肢部：曲池、外关、合谷。

3. 下肢部：足三里、阳陵泉、三阴交、承筋。

脊髓空洞症

脊髓空洞症大多是由先天性发育异常所引起的一种缓慢进展的脊髓退行性病变。本病起病缓慢，以青年多见，多首先出现一侧或双侧上肢对称性的节段性痛、温觉减退或消失而触觉及其他感觉存在。累及脊髓前角细胞时，则出现患肢无力、肌肉萎缩和肌束颤动。累及侧角细胞时，可使患肢出汗异常、皮肤、指甲过度角化等。病变累及延髓可出现由口、鼻呈同心圆型扩展的痛、温觉障碍、咽瘫、舌瘫。常并发其他先天畸形，如颈肋、

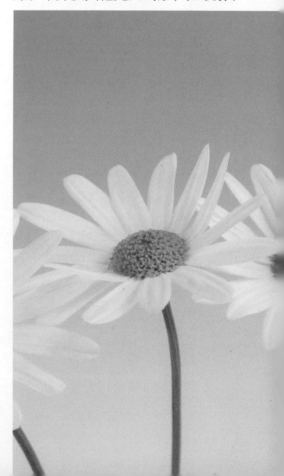

脊柱畸形、弓形足及扁平颅底等。

【拔罐部位】

1. 背部：脾俞、肝俞、肾俞、命门。

2. 上肢部：肩髎、曲池、手三里、外关、内关、合谷、大陵、劳宫、少府。

3. 下肢部：足三里、阳陵泉。

面神经炎

临床通常呈急性起病，病前多有受风寒或上感病史，往往在晨起洗漱时发现口角漏水，或进食时，食物存积于齿龈间，闭眼、皱眉不能，同侧耳后、耳内、乳突区或面部轻度疼痛，

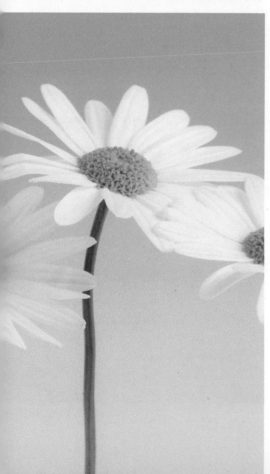

面部有木僵感及出汗减少，或有病侧舌前 2/3 味觉障碍，或有病侧的泪液分泌减少，病侧面部的出汗障碍。

【拔罐部位】

1. 头颈部：翳风、阳白、四白、地仓、颊车、迎香、攒竹、风池。

2. 上肢部：曲池、外关、合谷。

臂丛神经炎

臂丛神经炎指的是急性非损伤性臂丛神经病，是一种原因不明性疾病。常见于成人，多在受寒、流感后急性或亚急性起病。本病从肩外侧面的酸痛开始，首先在颈根部及锁骨上部，迅速扩展至肩后部，数日后即传布到臂、前臂及手。开始时疼痛呈间歇性，但不久即为持续性而累及整个上肢。如上肢外展或上举，可诱发疼痛。患者常取上肢屈位，减少活动，避免诱发疼痛，睡眠时只能向腱侧侧卧，数小时至数日内，即有肌肉软弱出现。

【拔罐部位】

1. 肩背部：大椎、大杼、缺盆、天宗、脾俞、肾俞。

2. 上肢部：肩髎、曲池、手三里、外关、合谷。

3. 下肢部：足三里、阳陵泉、阳辅。

周围神经炎

周围神经炎系指由于中毒、感染、感染后或变态反应等所引起的多数周围神经同时发病，临床上表现为多发性或单一性的周围神经麻痹，对称性或非对称性的肢体远端感觉障碍，弛缓性瘫痪及自主神经功能障碍的疾病。任何年龄均可发病，以青壮年发病较多。本病可以急性、亚急性、慢性起病。病初四肢远端麻木或自发性疼痛，且呈烧灼样、刀割样疼痛，也可有疼痛过敏或蚁行感等感觉异常。站立或行走时足底有针刺感，亦有四肢无力、肌肉松弛或萎缩等症状。

【拔罐部位】

1. 背部：肝俞、脾俞。

2. 上肢部：曲池、外关、合谷。

3. 下肢部：足三里、承山、悬钟、解溪。

三叉神经痛

三叉神经痛是一种病因尚未明了的神经系统常见疾患。多发生于40岁以上的中老年人，大多数为单侧性，少数为双侧性。症状特点是三叉神经分布区出现撕裂样、通电样、切割样、针刺样或犹如拔牙样疼痛，疼痛发生急骤、剧烈，有无痛间歇，间歇期长短不定，短者仅数秒、数分钟，或数小时乃至数日，长者可达数年，突然发作，突然停止。每次发作十几秒至1～2分钟，咀嚼运动、刷牙、洗脸、谈话，甚至简单的张嘴等均可诱发。

【拔罐部位】

1. 头部：太阳、阳白、鱼腰（为经外奇穴，位于眉毛中点）、颊车、四白、下关。

2. 颈背部：风池、风门。

3. 上肢部：外关、合谷。

4. 下肢部：足三里、太冲、内庭。

肋间神经痛

肋间神经痛是指循着该神经径路出现的疼痛性疾病。由于疼痛多继发于肋间神经炎症，所以又有"肋间神经炎"的别名。临床表现为在一个或

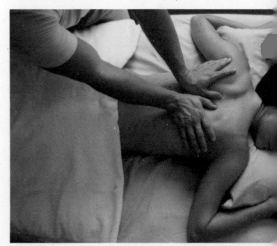

几个肋间隙出现阵发性剧痛（针刺样或刀割样疼痛），呈带状分布，有的可放射到背部及肩部，在咳嗽、喷嚏或深吸气时可诱发或加剧疼痛。相应的皮肤有感觉过敏及肋骨缘压痛。

【拔罐部位】

1. 背部：膈俞、肝俞、胆俞。

2. 胸部：膻中、中府。

3. 上肢部：尺泽、鱼际。

坐骨神经痛

坐骨神经经臀部而分布于整个下肢。沿坐骨神经径路及其分布区的疼痛综合征，称为坐骨神经痛。男性青壮年多见。以单侧性为多，起病多急骤。急性起病的坐骨神经痛常先出现下背部酸痛和腰部僵直感。病侧下肢疼痛由腰部、臀部开始，向大腿后侧、小腿外侧及足背外侧放射，呈"针刺""刀割"、"触电"样持续或间歇性疼痛。弯腰、咳嗽、喷嚏、大便时均可加重；病侧下肢微屈可减轻疼痛。病久者下肢无力、肌肉松软，伴有小腿或足部麻木感。

【拔罐部位】

1. 背部：脾俞、肾俞、大肠俞。

2. 下肢部：环跳、风市、秩边、殷门、阳陵泉、委中、承山、悬钟。

重症肌无力

重症肌无力是以骨骼肌神经肌肉接头处病变为主的自身免疫性疾病。起病多隐匿，最常见的症状为眼肌无力，即眼睑下垂。肢体无力以近端为重，患者从椅中站起、上楼，或举臂过头均感困难。讲话过久声音逐渐低沉且带鼻音，咀嚼及吞咽障碍，咳嗽无力甚至呼吸困难，重症患者可因呼吸肌麻痹及继发肺炎而死去。肌无力症状多于午后或傍晚加重，早晨和休息后减轻。

【拔罐部位】

1. 头部：太阳、颊车、人中、禾髎、风府。

2. 颈背部：大椎、风池、肺俞、肝俞、脾俞、肾俞。

3. 胸部：膻中。

4. 上肢部：曲池、手三里、外关。

5. 下肢部：足三里。

老年性痴呆症

本病是一组慢性进行性退化性疾病，以痴呆为主要表现，病理改变以大脑萎缩和变性为主。早期症状为人格改变，患者变得主观、任性、顽固迂执、自私狭隘、不喜与人交往、对

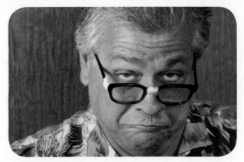

家人缺乏感情、情绪不稳、易激怒。有时吵闹，无故打骂家人，缺乏羞耻及道德感等。另一重要症状是记忆力障碍，以近记忆减退尤为显著，例如忘记刚刚做完的事，忘记吃过饭而又要求进餐等。

【拔罐部位】

1. 头颈部：哑门、大椎。

2. 背部：肾俞。

3. 胸腹部：鸠尾。

4. 上肢部：手三里、劳宫。

5. 下肢部：足三里、三阴交、涌泉、太冲。

神经症

神经症系指一组由心理社会因素、个性特点为基础而引起的轻性精神障碍。主要表现为各种躯体或精神的不适感，往往伴有情绪焦虑或自主神经系统症状。患者为强烈的内心冲突或不愉快的情感体验所苦恼，而不具有幻觉、妄想等精神病症状。其病理体验常持续存在或反复出现，但缺乏任何可查明的器质性变化；患者对疾病状态有自知力，并力图摆脱，却无能为力。不管病程反复或延长，患者人格保持完整。本病发病年龄多为20～40岁，女性高于男性。

【拔罐部位】

1. 头部：太阳。

2. 背部：心俞、肝俞、脾俞。

3. 胸腹部：天突、中脘、期门、气海。

4. 上肢部：内关、神门、支沟。

5. 下肢部：足三里、丰隆、照海。

神经衰弱

神经衰弱是临床上常见的一种神经官能症。系指精神活动长期持续的过度紧张，使脑的兴奋和抑制功能失调，以精神活动易兴奋和脑力与体力易疲劳为特征，伴有多种躯体不适，大致包括过度敏感、容易疲劳、睡眠障碍、自主神经功能紊乱、疑病和焦虑等5个方面症状。症状特点常表现为失眠、多梦，对躯体细微的不适特别敏感，常感到精神疲乏，注意力不能集中，记忆力减退，用脑稍久即觉头痛、眼花，还常感肢体无力，不愿多活动。

【拔罐部位】

1. 头部：太阳、风府、印堂。

2. 胸部：膻中、期门、章门。

3. 背部：心俞、胆俞、脾俞、肾俞。

4. 上肢部：曲池、内关、神门。

5. 下肢部：血海、三阴交、行间。

呕吐

呕吐是由于多种原因而引起的胃失和降、气逆于上所导致的食物或痰涎等由胃中上逆而出的病证，又称"呕恶"。"有声无物为呕，有物无声为吐"，两者多同时出现，合称呕吐。

【拔罐部位】

1. 背部：脾俞、胃俞。

2. 腹部：中脘、天枢。

3. 上肢部：内关。

4. 下肢部：足三里。

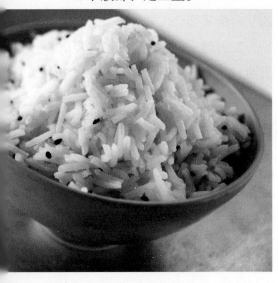

反胃

反胃亦称翻胃、胃反，是以脘腹痞胀、宿食不化、朝食暮吐、暮食朝吐为主要临床表现的一种病证。多因饮食不节、酒色过度，或长期忧思郁怒，使脾胃之气损伤，以致气滞、血淤、痰凝而成。

【拔罐部位】

1. 背部：脾俞、胃俞、意舍、胃仓。

2. 腹部：中脘、关元、府舍。

3. 上肢部：内关。

4. 下肢部：足三里。

吐酸

吐酸又称噫醋，凡酸水由胃中上泛，随即咽下者，称为吞酸；不咽入而吐出者，则称吐酸。一般说，吐酸是指泛吐酸水的症状，轻者又称泛酸。本证常与胃痛兼见，但亦可单独出现。本证多由肝火内郁，胃气不和而发；亦可因脾胃虚寒，不能运化而成。

【拔罐部位】

1. 背部：脾俞、胃俞。

2. 胸腹部：膻中、期门、中脘、章门。

3. 下肢部：足三里。

胃痛

胃痛又称胃脘痛，以上腹胃脘部近心窝处经常疼痛为主证。病邪犯胃、肝气犯胃、脾胃虚弱等均可使气机不利，气滞而作痛。

【拔罐部位】

1. 背部：脾俞、胃俞。

2. 腹部：中脘、天枢。

3. 上肢部：内关、手三里。

4. 下肢部：足三里。

腹痛

腹痛是泛指胃脘以下、耻骨毛际以上部位发生疼痛的症状而言。有关脏腑、经脉受外邪侵袭，或内有所伤，以致气血运行受阻，或气血不能温养，均可产生腹痛。

【拔罐部位】

1. 背部：膈俞、脾俞。

2. 腹部：中脘、关元。

3. 上肢部：内关。

4. 下肢部：足三里、三阴交。

呃逆

又称"膈肌痉挛"，俗称"打嗝"。是一种常见的膈肌间歇性收缩而引起

的非特异症状，一般不能自制。本病原因多种，突然吸气、饮食不节、过食生冷、进食太急而进入冷气都会导致胃气上逆引起横膈膜产生阵发性痉挛而呃声不断。

【拔罐部位】

1. 背部：膈俞、胃俞、胃仓。

2. 胸腹部：缺盆、膻中、中脘。

3. 上肢部：内关。

4. 下肢部：足三里、丰隆。

噎嗝

噎嗝又称噎塞，是指饮食吞咽受阻，或食入即吐的病证。噎，指吞咽时哽噎不顺；嗝，指饮食格拒不入，或食入即吐。噎嗝的形成，主要由于忧思郁怒以及酒食不节等因素所致。

【拔罐部位】

1. 头颈部：天突、廉泉、天鼎。

2. 背部：厥阴俞、膈俞、督俞、肝俞、胆俞、大肠俞。

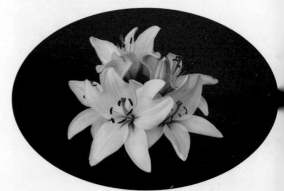

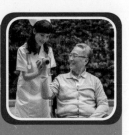

刮 痧

与针灸、按摩一样，刮痧也是对人体的穴位进行刺激，只是使用的工具不同。临床上，刮痧多用于治疗夏秋季时病，如中暑、肠胃道疾病等。

感冒

感冒又称伤风，是由多种病毒引起的上呼吸道感染性疾病。男女老幼均易感染，四时皆可发生，以冬春季多见，气候骤变时发病增多，受寒冷、淋雨等可诱发。临床主要表现为鼻塞、流涕、喷嚏、咽痒、咽痛、咳嗽、头痛、周身酸痛、乏力、怕冷、发热等。若不及时治疗，可发展或诱发其他疾病。

【刮痧部位】

1.风寒型：刮风池、大椎、风门、肺俞及肩胛部；刮中府及前胸；刮足三里。

2.风热型：放大椎、少商；挟或刮曲池、尺泽；点揉外关、合谷；刮风池、风门、肺俞及肩胛部。

支气管炎

支气管炎有急、慢性之分，它们均是由病毒或细菌感染或因物理、化学刺激及过敏等所引起的炎症性疾病。急性者起病常有上呼吸道感染症状，如鼻塞、喷嚏、咽痛、头痛、畏寒发热等，其主要临床表现为咳嗽伴胸骨后疼痛，还可有气急，病程一般不超过 1 个月。慢性者多发于中年以上，病程缓慢，一般均超过 2 个月，并连续 2 年以上发病，有急性支气管炎、流行性感冒或肺炎的发病史，主要表现为咳嗽、咳痰，甚至喘鸣。尤以晨起明显，痰呈白色黏液泡沫状，不易咳出，在晚期可并发肺气肿、肺

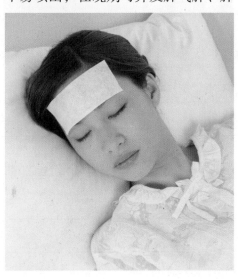

源性心脏病等病症。

【刮痧部位】

1.急性期：挤或刮大椎；刮风门、肺俞、身柱；刮膻中、中府。

2.慢性期：刮大椎、风门、肺俞、身柱；刮膻中、中府、尺泽、太渊；刮肾俞。

支气管哮喘

支气管哮喘是一种常见的发作性的肺部过敏性疾病。过敏原有细菌、病毒、尘埃、化学气体、花粉等。一般有季节性或季节性加重。常先有喷嚏、咽喉发痒、胸闷等先兆症状，如不能及时治疗，可迅速出现哮喘。急性发作时，有气急、哮鸣、咳嗽、咳

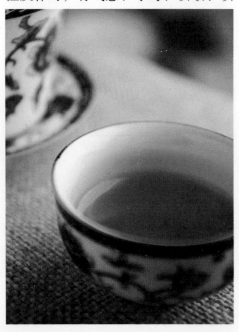

痰，甚至张口抬肩，难以平卧，每次发作可达数小时，甚至数日才能缓解。若病程过长，过敏性提高或伴有慢性支气管炎时，哮喘时轻时重，终年发作，严重者可并发阻塞性肺气肿、肺不张或气胸。

【刮痧部位】

1.发作期：刮大椎、定喘、肺俞；刮天突、膻中、中府及前胸；刮尺泽及上肢内侧。

2.缓解期：刮定喘、风门、肺俞；刮肾俞、志室及腰部；刮太渊及前臂内侧；刮足三里。

肺气肿

肺气肿是指终末细支气管远端的部分过度膨胀充气，导致肺脏容积增加，组织弹力减弱。临床常见且危害性较大者为阻塞性肺气肿，是细小支气管阻塞所致。肺气肿多继发于慢性支气管炎、肺结核、支气管哮喘、支气管扩张、慢性肺化脓症及矽肺等。早期主要表现有气喘，劳则加剧，甚则唇甲紫绀，久之呈桶状胸等；晚期可发展为肺源性心脏病，出现心力衰竭、肝脾肿大、下肢水肿，甚至出现腹水，且易并发自发性气胸与肺部急性感染。

【刮痧部位】

刮大椎、定喘、肺俞、肾俞；刮膻中；点揉气海、关元；刮尺泽、太渊及上肢前部；刮足三里。

肺炎

肺炎是指肺部的炎症渗出及实变。常因细菌、病毒感染或过敏因素而引起，尤以细菌感染为最多。按其病变部位与性质可分为大叶性肺炎、小叶性肺炎、间质性肺炎及麻疹性肺炎、过敏性肺炎等。临床上最常见的是大叶性肺炎，好发于冬春两季，青壮年多见，男多于女。虽然类型有别，但临床上都以起病急骤、寒战、高热、咳嗽、咳痰（铁锈色痰）、胸痛、气急、呼吸困难、紫绀及食欲不振、恶心、呕吐等为主要表现。

【刮痧部位】

刮大椎、身柱、肺俞、心俞；刮膻中；刮曲池、尺泽、孔最、合谷；刮丰隆。

肺结核

肺结核是一种慢性消耗性传染病，由结核杆菌经呼吸道感染肺部所致。分为原发性和继发性两类；原发

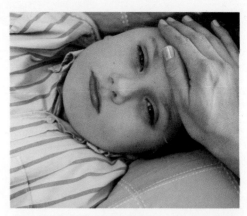

性肺结核全身反应较强，多发生于儿童；继发性肺结核，病灶有局限化的倾向，故以局部反应为主，多发生于成人。常见的肺结核多属于后者。本病临床上以咳嗽、咯血、午后潮热、盗汗、胸痛为主症。初起有咳嗽、乏力、食欲减退、消瘦、胸痛、痰中偶带血丝、长期低热或有不规则高热、颜面潮红；病程长者咳嗽加剧、咯血量增多、失眠、盗汗等。本病不彻底治疗常可复发，最后形成慢性纤维空洞性肺结核。

【刮痧部位】

刮百劳、肺俞、膏肓、脾俞、胃俞；点揉或刮中脘、列缺；刮足三里、三阴交。

胸膜炎

胸膜炎是由多种病因引起的以胸膜炎症为病理特点的非单纯性疾病。

125

临床分为两种：一种继发于胸部疾病，是原有病变在胸膜上的一种表现。如感染性、变态反应性、肿瘤性等疾病波及胸膜而致。另一种为独立性的病证，其绝大多数是结核性的，往往由肺结核蔓延而致。临床上以结核性胸膜炎多见。

【刮痧部位】

刮肩井、肺俞、脾俞；刮膻中、期门；刮尺泽、郄门、支沟；刮阳陵泉、外丘、足三里。

呃逆

呃逆是指由各种原因引起的一种不自主膈肌间歇性收缩的症状。其病因多，与胃、肠、腹膜、纵隔、食道的疾病有关，不良精神因素，寒冷刺激或饮食不当常为诱发因素。需要指出的是，在患危重病过程中，突然出现持续不断的膈肌痉挛，常预示病情趋向恶化；老年人、冠心病患者，无任何明显诱因，突然出现连续的呃逆，

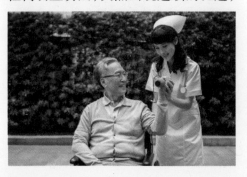

应警惕心肌梗塞发生的可能。

【刮痧部位】

刮膈俞、肝俞、膻中；点揉或刮中脘、内关、呃逆穴。

呕吐

呕吐是临床上常见的一组症状，是胃神经官能症的主要表现之一，二者多同时存在，是由于高级神经功能紊乱所引起的胃肠功能失调，但无器质性病变。现代医学认为，本病的发病与不良的精神刺激及饮食失调等有关。

【刮痧部位】

刮肝俞、脾俞、胃俞；点揉天突、中脘、内关、公孙；刮足三里。

急性胃肠炎

急性胃肠炎是指各种原因引起的急性胃肠道黏膜弥漫性炎症。多发于夏秋季节，本病多由饮食不节、冷热不调或误食不洁食物等所致。其主要临床表现为突然的恶心、呕吐、腹痛、腹泻，泻下物呈黄色稀水样，但无脓血；病情严重者，则表现为吐泻频繁、腹中绞痛、口唇青紫、眼球下陷、四肢厥冷，甚至脱水、休克等。

【刮痧部位】

刮胃俞、大肠俞；点揉天枢、气海；刮内关、足三里。

慢性胃炎

慢性胃炎一般分为浅表性、萎缩性及肥厚性三种，是以胃黏膜的非特异性慢性炎症为主要病理变化的胃病。慢性胃炎可由急性胃炎转变而来，亦可因不良饮食习惯、长期服用胃刺激药物、口腔鼻咽部慢性感染病灶、幽门螺杆菌感染及自身免疫性疾病等原因所致。临床表现以慢性、反复性的上腹部疼痛、食欲不振、消化不良、饱胀、嗳气为主。多见于 20 ~ 40 岁男性。

【刮痧部位】

刮脾俞、胃俞；点揉或刮中脘、章门、气海；刮足三里。

消化性溃疡

消化性溃疡是指胃肠道与胃液接触部位的慢性溃疡。主要发生在胃和十二指肠，故又称胃、十二指肠溃疡。临床上以十二指肠溃疡最为多见，其形成与胃酸和胃蛋白酶分泌过度、幽门螺杆菌感染等有关，主要表现为慢

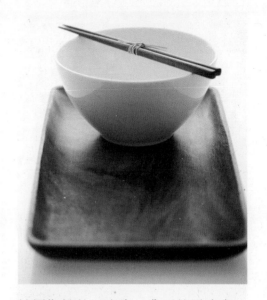

性周期性的上腹痛。典型的胃溃疡，疼痛多发生于饭后 1 小时左右，之后逐渐缓解；十二指肠溃疡的疼痛，多发生在夜间或饭前空腹时，少许进食即可缓解。两者均可伴有泛酸、烧心、上腹部胀闷感，以及恶心、呕吐、食欲不振等，溃疡并发出血时可出现黑便。其发作常以寒冷、精神紧张、饮食不慎及服用禁忌药品等为诱因。

【刮痧部位】

刮肝俞、脾俞、胃俞、胃仓；点揉中脘、气海、关元；刮或点揉内关；刮梁丘、阳陵泉。

消化不良

消化不良是消化系统本身的疾病或其他疾病所引起的消化机能紊乱症

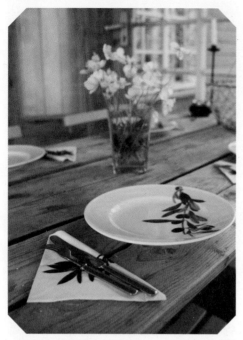

型体质者，直接影响消化功能，常伴有一系列消化道症状，如上腹胀满不适、食欲不振、疼痛、消瘦、乏力等。

【刮痧部位】

点揉百会；刮脾俞、胃俞；点揉中脘、大横、气海、关元；刮足三里。

胆绞痛

胆绞痛是胆道系统疾病的常见症状。常发生在胆囊炎、胆石症的急性发作期间。多由于结石刺激或胆道阻塞，胆囊收缩时胆汁排出受阻而浓缩，其中的胆盐刺激胆囊黏膜而发生剧烈疼痛。同时可伴有上腹闷胀、食欲不振、嗳气、恶心、呕吐、黄疸等。

【刮痧部位】

1. 发作期：刮天宗、胆俞及肩胛部；刮期门、日月、梁门。

2. 缓解期：刮胆俞、日月及上腹部；刮阳陵泉、胆囊穴、光明、丘墟及小腿外侧。

刮痧治疗本病宜于慢性期治疗。对于有感染的急性病例及剧烈的胆绞痛，必须采取综合措施治疗。

腹痛

腹痛是泛指胃脘以下、横骨以上

候群。多因暴饮暴食，时饥时饱，偏食辛辣、肥甘或过冷、过热、过硬的食物所致。主要表现为腹胀不适、嗳气、恶心呕吐、食欲不振、腹泻或便秘、完谷不化等。

【刮痧部位】

刮脾俞、胃俞；点揉中脘、天枢；刮足三里、三阴交。

胃下垂

胃下垂是由于腹腔内脂肪薄弱，腹壁肌肉松弛，导致胃脏低于正常位置，站立时胃的下缘到达盆腔，胃小弯最低点降到髂嵴连线以下。属胃无力症，多见于消耗性疾病患者及无力范围内的疼痛而言。是临床上常见的一种症状，可伴发于多种脏腑疾病中，如肝、胆、脾、胃、大小肠、子宫等脏腑。虽然腹痛的原因很多、范围很广，但最常见的则以外感寒邪，内入腹中；或过食生冷，中阳受伤，脾胃运化无权。其次是暴饮暴食或进食不洁之物，或脾胃阳虚、气血生化之源不足、经脉脏腑失其濡养而致腹痛。

【刮痧部位】

刮胃俞、肾俞、大肠俞；点揉中脘、天枢、关元；刮梁丘、足三里。

慢性结肠炎

慢性结肠炎是指排便次数增多、粪便稀薄，甚至泻下如水样或白冻便为主要症状的一种疾病，大多反复发作，病程多在半年以上。胃肠道的分泌、消化、吸收和运动等任何一种功能失常都可引起肠炎，但大多是由急性肠炎迁延而成。

【刮痧部位】

刮脾俞、肾俞、大肠俞；点揉或刮中脘、天枢；刮足三里。

细菌性痢疾

细菌性痢疾简称菌痢，是由痢疾杆菌引起的消化道传染病。以结肠化脓性炎症为主要病理改变，是夏秋季流行的常见疾患，多因饮食生冷、不洁果蔬食物所致。小儿发病率高于成人。临床主要表现为腹痛、腹泻、里急后重、脓血便等。病程超过2个月者，即称为慢性菌痢。

【刮痧部位】

刮脾俞、大肠俞；点揉天枢、气海；刮曲池、合谷；刮阴陵泉、上巨虚、下巨虚。

慢性肝炎

慢性肝炎是指由多种原因引起的肝脏慢性炎症性疾患。病程在半年以上，多数是由急性肝炎误诊、误治或由病毒感染，自身免疫功能紊乱及某些药物的作用，使肝炎迁延不愈所

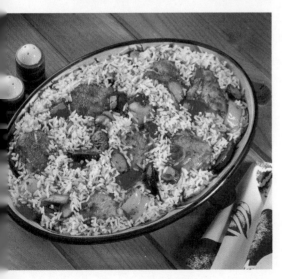

致，最常见的是慢性乙型肝炎。其临床表现为全身乏力、食欲不振、肝区闷胀或隐隐作痛、时好时坏等。

【刮痧部位】

刮大椎、至阳、肝俞、胆俞、脾俞；刮膻中、期门、中脘；刮阳陵泉；点揉太冲。

便秘

便秘是由于大肠运动缓慢，水分吸收过多，粪便干燥、坚硬，滞留肠腔，不易排出体外。其特征是排便次数减少，或是由于粪质干燥、坚硬难以排出，腹内有不适感。导致便秘的原因是不规则的排便习惯、久坐少动、食物过于精细、缺少含纤维素较多的食物等。常影响食欲、睡眠，也可并发痔疮、肛裂等疾病。

【刮痧部位】

刮大肠俞、小肠俞、次髎；点揉或刮天枢、腹结、气海、关元；刮足三里；点揉公孙。

高血压病

高血压病又称原发性高血压，是

以动脉血压增高，尤其是舒张压持续升高为特点的全身性、慢性血管疾病。

【刮痧部位】

刮风池、肩井、头后部及肩部；刮脊柱及背部两侧膀胱经；点揉太阳；刮曲池及上肢背侧；刮足三里、三阴交；点揉太冲。

低血压症

低血压患者常有头晕、目眩、耳鸣、乏力、气短、手足发凉、自汗、健忘等症状；严重者出现恶心、呕吐、晕厥等；部分慢性低血压者无自觉症状。

【刮痧部位】

刮百会；刮厥阴俞、膈俞、脾俞、志室、肾俞；点揉中脘、关元；刮郄门、风市、足三里；点揉太冲、涌泉。　足三里。

冠心病

冠状动脉粥样硬化性心脏病简称冠心病，是指冠状动脉因发生粥样硬化或痉挛，使管腔狭窄或闭塞导致心肌缺血缺氧而引起的心脏病。

【刮痧部位】

刮厥阴俞、心俞、神堂、至阳；点揉天突、膻中、巨阙；刮曲泽、内关及上肢前侧、足三里、三阴交；点揉太溪。

风湿性心脏病

风湿性心脏病是由于风湿病的反复发作，累及心瓣膜所引起的慢性心瓣膜的损害，形成瓣膜口的狭窄或关闭不全，导致血液动力学改变，最后出现心功能代偿不全，发生充血性心力衰竭。常以二尖瓣受损为最多，其次为主动脉瓣。临床表现主要有心悸、心前区不适、乏力、气急、呼吸困难和两颧部紫红。有的可有肺水肿或肺淤血，有的可伴肝肿大。

【刮痧部位】

刮厥阴俞、心俞、灵台；刮膻中、巨阙；点揉关元；刮郄门、内关；刮

肺心病

肺心病即肺源性心脏病。它是指由肺部疾病或肺动脉慢性病变而逐渐引起肺动脉高压，右心室肥大，最后导致心力衰竭，同时因肺部的小气道功能损害，引起阻塞性通气功能障碍而致呼吸功能下降，甚至衰竭。

【刮痧部位】

刮肺俞、厥阴俞、心俞、肾俞；刮膻中、巨阙；点揉气海、关元；刮曲泽、内关及前臂内侧；刮足三里、三阴交。

心律失常

心脏收缩的频率或心脏节律的异常，统称为心律失常。心律失常可见于多种器质性病变，或单纯的功能障碍。如自律神经功能障碍，患者可自觉心跳、心慌、心烦，甚至有紧张感。

【刮痧部位】

刮厥阴俞、心俞、脾俞；刮膻中、巨阙；点揉内关、神门；刮足三里。

血栓闭塞性脉管炎

血栓闭塞性脉管炎，简称脉管炎，是一种周围血管的慢性闭塞性炎症疾患。主要累及四肢的中、小动脉和静脉，以下肢更为多见，多发于20～40岁的男性。临床特点为患肢缺血、疼痛、肢端冷麻、皮肤苍白或发紫、间歇性跛行、足背动脉力减弱或消失及游走性静脉炎。

【刮痧部位】

刮膈俞、曲池；刮膻中；点揉关元、委中、太冲；刮阳陵泉、承山、血海、足三里。

贫血

循环血液的红细胞数或血红蛋白量低于正常时称为贫血。主要症状有面色苍白、呼吸急促，心跳加快，疲乏无力、腹泻、闭经、性欲下降等。形成贫血的原因主要有3种：①造血不良，如缺铁性贫血、再生障碍性贫血、巨幼细胞性贫血等；②溶血性贫血，如脾功能亢进等；③急慢性失血。其中以缺铁性贫血最为多见。

【刮痧部位】

刮膏肓、肺俞；点揉气海；刮足三里、三阴交；点揉涌泉。

白细胞减少症

白细胞减少症是指周围血白细胞计数持续低于 4×10^9／升（每立方毫米4000个）。本症主要是由于中性粒细胞减少，分为原因不明性和继发性两种。其临床表现，大多起病急骤、畏寒、发热、周身不适、出汗、食欲欠佳、经常易患感冒、肺炎、泌尿系统感染等疾病，且感染病灶往往迁延时间较长，不易治愈。

【刮痧部位】

刮百劳、大椎、膈俞、脾俞；点揉气海、关元；刮足三里。

慢性肾炎

慢性肾炎是慢性肾小球肾炎的简称。是一组病因不同、病情复杂、原发于肾小球的一种免疫性炎症性疾病。起病缓慢、病程长，临床表现轻重差异大。初期只有少量蛋白尿或镜下血尿及管型尿；以后可见水肿、高血压、蛋白尿；最后出现贫血、严重高血压、慢性肾功能不全或肾衰。同时可伴有不同程度的腰部酸痛、尿短少、乏力等症状。

【刮痧部位】

刮肝俞、脾俞、命门、三焦俞、肓门、肾俞；点揉中脘、水分、中极；刮阴陵泉、三阴交、复溜、太溪。

泌尿系统感染

泌尿系统感染，系指肾盂肾炎、膀胱炎、尿道炎的总称。本病多见于女性，尤以初婚女性发病较多。临床特点以尿频、尿急、尿痛、腰酸腰痛为主，还可有发热、周身不适、下腹坠胀等症状。多由大肠杆菌、链球菌、葡萄球菌侵犯尿路，逆行引起尿道、膀胱、输尿管、肾盂等发炎所致。

【刮痧部位】

刮肾俞、次髎、膀胱俞；点揉水

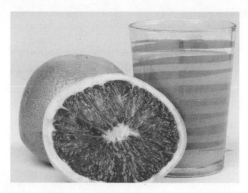

道、中极；刮三阴交。

泌尿系统结石

泌尿系统结石，系指肾结石、输尿管结石及膀胱结石的总称。肾结石多因尿液中胶体和晶体物质失调、尿中盐类代谢紊乱所致，另外，尿路梗阻、感染、异物等也可促使结石形成；输尿管结石多因肾结石移入而继发；膀胱结石可继发，但多数为地区性疾病。典型的临床表现可见：血尿、剧烈的腰背或下腹部绞痛，呈阵发性剧烈发作，病人可坐立不安、面色苍白、出汗并有恶心呕吐、疼痛可沿输尿管向大腿内侧及外生殖器部位放射。膀胱结石可引起排尿突然中断，剧烈疼痛及尿潴留等症状。

【刮痧部位】

刮肝俞、脾俞、肾俞、膀胱俞、志室、京门；点揉中极，太冲；刮阴陵泉、足三里、三阴交。

前列腺炎

前列腺炎是男性生殖器疾患中常见的疾病之一。发病年龄集中在20～50岁，是一种由感染引起的泌尿生殖系统炎症，常与附睾炎、精囊炎及尿道炎同时发病。急性前列腺炎临床上颇似急性尿道感染，可有发热、尿频、尿急、尿痛、腰部酸胀等症状；慢性前列腺炎大多无明显发病原因，部分是由急性演变而来，可有排尿后尿道不适感，排尿终末可有白色黏液，继而可有尿频、尿滴、会阴部或腰部酸胀，尿道口可有白色分泌物流出，常伴阳痿、早泄、遗精，久之可致前列腺肥大。

【刮痧部位】

刮肾俞、膀胱俞；点揉气海、中极；刮阴陵泉、三阴交、太溪。

阳痿

阳痿是指成年男子阴茎不能勃起或勃起不坚，不能进行正常性生活的一种病证。少数阳痿是由器质性病变引起，如生殖器畸形、生殖器损伤及睾丸疾病等；绝大多数是由神经功能、精神、心理因素、不良嗜好及疾病等所致，如神经衰弱、手淫、房事过度、生殖腺机能不全、糖尿病、长期饮酒、过量吸烟、某些慢性虚弱性疾病及服用某些药物（如麻醉药、镇静药、甲氰咪呱等）。

【刮痧部位】

刮命门、肾俞、次髎；点揉关元、中极；刮阴陵泉、足三里、太溪。

遗精

遗精是成年男性的一种常见症状。凡是在无性交活动的情况下发生的射精均称为遗精。在睡梦中发生的遗精称为"梦遗"，无梦而遗精的称为"滑精"。

【刮痧部位】

刮心俞、命门、肾俞、志室、次髎；点揉关元；刮足三里、三阴交、太溪。

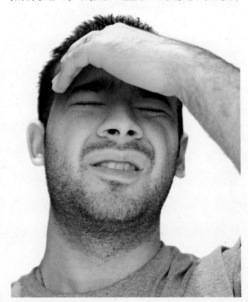